养老护理服务人员职业能力培训系列教材

老年人康复护理实用技能

U0247089

主　编：尚经轩　蒋宗位

副主编：黄　茜　叶海霞

编　者：张迎春　肖建英　许清华

　　　　向钇樾　雷靳灿

主　审：王　娟

中国劳动社会保障出版社

图书在版编目（CIP）数据

老年人康复护理实用技能/人力资源社会保障部教材办公室等组织编写. --
北京：中国劳动社会保障出版社，2019

养老护理服务人员职业能力培训系列教材

ISBN 978-7-5167-4250-1

Ⅰ.①老…　Ⅱ.①人…　Ⅲ.①老年病-康复-护理-职业培训-教材　Ⅳ.①R473

中国版本图书馆 CIP 数据核字（2019）第 281669 号

中国劳动社会保障出版社出版发行

（北京市惠新东街 1 号　邮政编码：100029）

*

三河市华骏印务包装有限公司印刷装订　　新华书店经销

787 毫米×1092 毫米　16 开本　13.75 印张　210 千字
2019 年 12 月第 1 版　　2019 年 12 月第 1 次印刷
定价：39.00 元

读者服务部电话：（010）64929211/84209101/64921644
营销中心电话：（010）64962347
出版社网址：http://www.class.com.cn

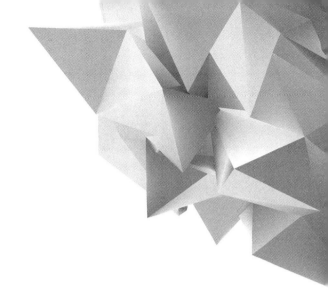

内容简介

　　本教材由人力资源社会保障部教材办公室、重庆城市管理职业学院组织编写。教材从强化技能的角度出发，对养老护理服务人员实践活动有直接的帮助和指导作用，全面提升从业人员的基本素质。

　　本教材依据国家职业标准，根据工作岗位的实际情况，以"职业技能培训、岗位技能培训"需求为导向，内容突出实用性、可操作性和可考核性，涵盖了职业标准中要求的知识和技能，可为养老护理服务人员从事老年人康复护理工作奠定基础。全书共分为6章，主要包括：老年人康复护理工作概论、康复治疗的相关理论、康复护理评定、康复护理技术、康乐活动、老年人常见疾病的康复护理。各章着重介绍相关专业理论知识和操作技能，使理论与实践能更好地结合，便于学员学习和领会。

　　本教材由重庆城市管理职业学院尚经轩、蒋宗伦担任主编，黄茜、叶海霞担任副主编，王娟担任主审。重庆城市管理职业学院张迎春、肖建英、许清华、向钇樾、雷靳灿也参与了本教材的编写。第1章由向钇樾编写，第2章由黄茜编写，第3章由叶海霞编写，第4章由张迎春、尚经轩、雷靳灿、蒋宗伦编写，第5章由尚经轩编写，第6章由肖建英、许清华编写。

　　本教材可供全国其他地区从事养老护理工作的人员学习及进行岗位培训或就业培训使用。

目　　录

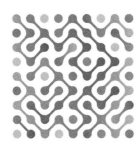

第1章

老年人康复护理工作概论

第1节　康复与康复护理

学习单元1　康复概述

了解康复的概念

熟悉康复的对象

了解康复在医疗服务中的作用

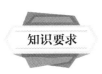

一、康复的概念

康复是指综合、协调地应用医学、教育、社会、职业等措施，使病、伤、残者（包括先天性残疾者）已经丧失的功能尽快地得到恢复和重建，使他们在体格、精神、社会和经济上的能力尽可能地得到恢复，并重返社会。

二、康复的对象

在现代医学中，康复主要指身心功能、职业能力和社会生活能力的恢复。就这个方面来说，康复的对象主要是在身、心、社会功能方面存在障碍的伤病残人士。

按照《国际功能、残疾和健康分类》新的康复理念，康复对象还包括存在潜在健康问题的人群，即不只是伤病残人士，还包括那些社会功能受限的人群，尤其是老年人。这些人身体结构是完整的，身体功能是健全的，但他们的活动与参与能力由于个体的因素或者环境的因素受到限制。康复的目标是促进他们的自理程度，保持其现有功能或延缓其功能衰退。

三、康复在医疗服务中的作用

随着生活、文化、经济、技术水平的提高，人们对生活质量的要求也相应提高，不仅要治好病，疾病治愈后人的整体功能也应达到尽可能高的水平；不仅要生存，而且要生活得好，在社会上发挥应有的作用。另外，各种文明病、老年病、身心疾病等的功能障碍与缺乏运动有关，临床医疗并无特殊有效的方法，而康复则大有作为，是关键的医疗服务之一，也是对临床医疗十分重要的扩充和延续。

学习单元 2　老年人康复护理

学习目标

掌握老年人康复护理的特点
熟悉老年人康复护理的原则
掌握老年人康复护理对护理员的要求

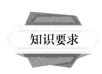
知识要求

一、老年人康复护理的概念

老年人康复护理是指根据总体的康复护理计划，利用康复护理特有的知识、技能对老年人进行护理，以减轻疾病或功能减退为其带来的影响，最终使他们重返社会。

二、老年人康复护理的特点

1. 重视康复护理评估

由于老年人的器官功能逐渐减退，其机体对内、外环境刺激反应迟钝，运动系统功能也随之下降，特别是听力、记忆力、视力等减退，加之身体大多伴有慢性病，如心脑血管疾病等，老年人患病后病程迁徙，因此护理员评估时要注意病情的动态变化及内在联系，特别是心脑血管和呼吸系统的功能状态及因退行性病变导致的一些生理变化。

2. 关注心理与社会因素对康复的影响

由于老年人心理调节功能逐渐减退，对外界环境的耐受性及适应能力下降，在情绪方面表现为易激动、发怒，且需要长时间才能恢复平静，易出现焦虑、抑郁或淡漠；意志活动方面表现为兴趣狭窄，生活圈子小，有时缺乏目的和计划；性格方面表现为固执、不喜欢社交等，常会采取消极的态度来对待康复训练，从而错过最佳的训练时间，成为永久性功能障碍者。因此在康复训练过程中，护理员必须密切观察和关心老年人的心理状态及社会环境，并采取有效的措施，让其在良好的心理、社会环境中开展康复训练。

三、老年人康复护理的原则

1. 强调自我护理

老年人康复护理的主要服务对象是因各种原因引起功能障碍的老年人，这些功能障碍有些是暂时的，但更多的是长期的，所以老年人康复护理与临床护理相比有着根本的不同，康复护理更强调自我护理。自我护理是指在患者病情允许的情况下，通过护理员的引导、鼓励、帮助和训练，使患者发挥其身体剩余和潜在的功能，以代偿丧失的部分能力，使患者生活最终达到部分或完全独立，为患者重返社会创造条件。当患者由于病情的缘故不能进行自我护理时，才进行协同护理。协同护理是指在患者已经尽力的前提下，护理员给予其帮助完成相应的活动。它和临床护理采取的替代护理截然不同，能更好地锻炼患者的各项功能，充分发挥患者的主观能动性，最大限度地改善患者的功能障碍。

2. 持续功能锻炼

在疾病早期，功能锻炼可以预防残疾的发展和继发性残疾发生。在疾病后期，功能锻炼可最大限度地保存和恢复机体功能。护理员应了解持续功能锻炼的作用，并且能对老年人功能障碍性质、程度、范围进行正确评估，紧密围绕总体的康复护理计划，陪同老年人及其家属一起坚持不懈地进行功能锻炼，最终达到康复的目的。

3. 高度重视心理护理

由于在整个康复护理过程中，患者所起的作用极其重要，相当多的护理要通过老年人主动参与完成，要充分发挥其主观能动性进行自我护理，因此进行心理护理显得尤为重要，要高度重视心理护理。

4. 重视团队协作

康复护理重视团队协作，是在总体的康复护理计划下进行的，要取得良好的康复效果，护理员就应与团队的其他人员进行紧密合作，及时调整护理方案，共同对老年人实施康复指导。

四、老年人康复护理对护理员的要求

1. 具有高度的责任心、爱心、耐心及奉献精神

老年人群有较多的健康问题和需求，对护理员的依赖性较大，其生理、心理变化复杂，增加了康复护理的难度。因此，要求护理员以高度的责任感关注老年人，无论其地位高低，都应一视同仁，耐心对待老年人，全身心地投入到老年人康复护理的过程中。

2. 具有博、专兼备的专业知识

老年人多数身患多种疾病，有多脏器功能受损，因此护理员应全面掌握专业知识，将其融会贯通，全系统、全方位地考虑问题、处理问题，同时还要精通专科领域的知识，有重点地为老年人解决问题，帮助老年人实现"保存生命、减轻病痛、促进康复"三个方面的愿望。

3. 具有准确、敏锐的观察力

老年人的机体代偿功能相对较差，健康状况复杂多变，要求护理员具备敏锐的观察力，密切观察老年人状态，及时反映老年人情况，协助康复治疗团队做出对老年人情况的处理意见。

4. 具有良好的沟通能力

对于老年人群的诸多问题，与老年人及其家属良好的沟通交流可以使护理员准确、全面地评估老年人的健康状况，为康复护理诊断提供重要依据，也为康复护理措施的正确、有效实施提供保证。

第2节　康复训练常用器具

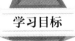

学习目标 ········· 熟悉常用康复训练器具的名称和用途

知识要求

康复训练器具是指用以弥补或训练人体因损伤或疾病导致的功能障碍和功能低下，达到预防、改善、恢复功能障碍和自身能力的康复设备。

目前国内市场上的康复训练器具品类齐全、样式众多，规模较大的专业康复训练机构所必需的康复训练器具一般在 40 种以内，常用的康复训练器具有 20 多种。康复训练器具根据其作用主要分为代偿功能、辅助生活、康复训练等类型。

一、上肢康复训练器具

上肢康复训练器具是指用于肩关节、上臂、前臂和手部的康复训练设备，详见表 1-1。

表 1-1　上肢康复训练器具

图示	名称及主要用途
	肩抬举训练器：用于提高上肢抬举能力的训练，可在棍棒两端悬挂沙袋，以增加阻力

续表

图示	名称及主要用途
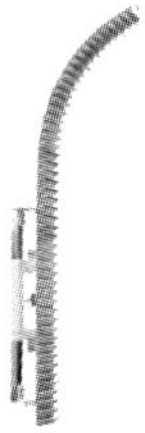	肩梯：用于各种原因引起的肩关节活动障碍患者的训练，通过手指沿着阶梯不断上移，逐渐提高肩关节的活动范围
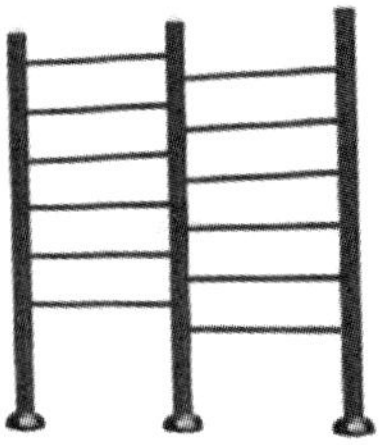	肋木：用于上、下肢的关节活动和肌力训练，坐、站及平衡、牵伸训练，矫正驼背、脊柱侧弯、帕金森病等患者前屈姿势。例如，用于肩周炎等关节活动受限者的关节活动度训练，不能独立站立的脊髓损伤者进行稳定膝关节和站立训练
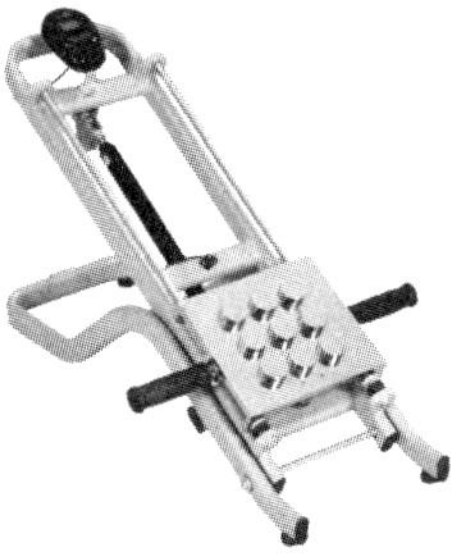	上肢推举训练器：用于上肢肌力、协调活动的训练，提高上肢伸肌肌力和关节活动度
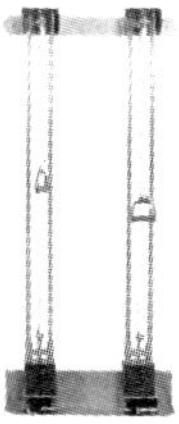	复式墙拉力器：用于全身肌肉、关节的训练，预防畸形
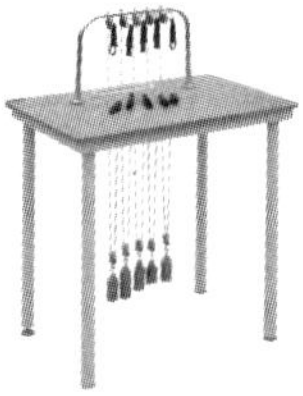	手指肌力训练桌：用于对手指活动、手指肌力和关节活动度的训练

续表

图示	名称及主要用途
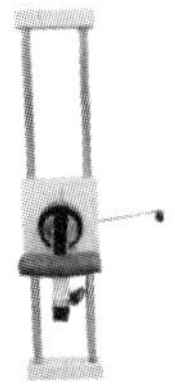	前臂旋转训练器：用于前臂内外旋转运动的训练，通过患者在不同阻力下的抗阻运动，实现肌力、耐力训练
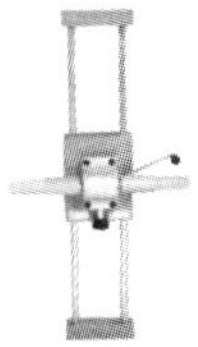	腕关节屈伸训练器：用于腕关节的屈伸训练，改善腕部关节活动范围及肌力
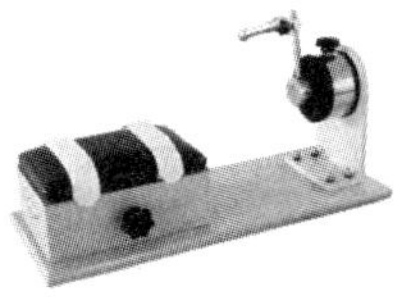	腕关节旋转器：用于腕关节功能的训练，训练腕关节旋转，改善关节活动度，增加肌力、耐力
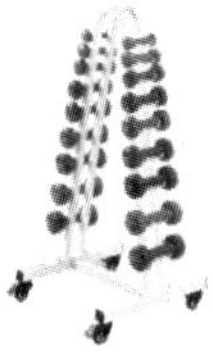	系列哑铃：用于增强肌力和耐力，适用于肌肉麻痹等肌力低下者训练
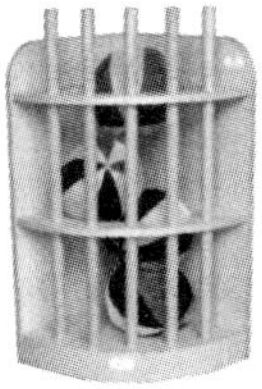	体操棒与抛接球：通过带棒做操和抛接球活动提高上肢活动范围，提高肢体协调控制能力和平衡能力

二、下肢康复训练器具

下肢康复训练器具是指用于训练下肢的康复训练设备，详见表1-2。

表1-2 下肢康复训练器具

图示	名称及主要用途
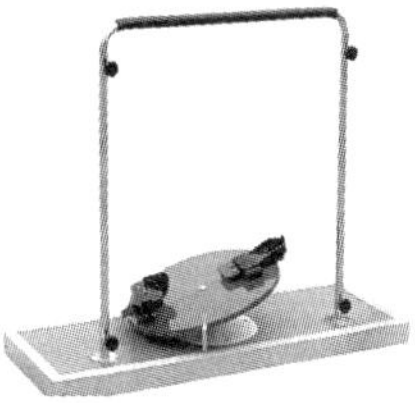	髋关节旋转训练器：通过足的画圈运动，改善髋关节的旋转功能，适用于髋关节受限者
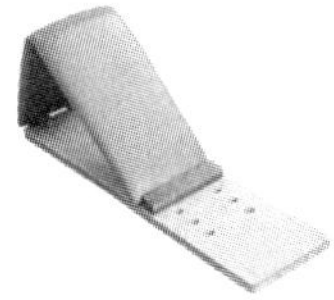	股四头肌训练板：用于膝关节活动受限者进行股四头肌的主动运动训练
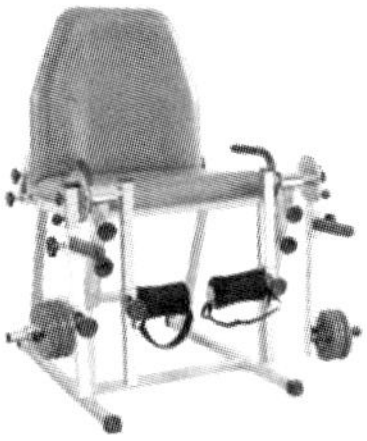	股四头肌训练椅：用于大腿股四头肌的训练，适用于膝关节运动受限者进行股四头肌抗阻肌力主动运动训练，也可以进行膝关节牵引
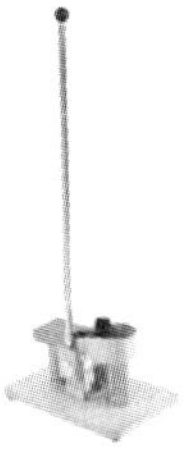	踝关节屈伸训练器：偏瘫等踝关节肌肉控制异常者矫正姿势时使用，用于矫正下肢姿势，可矫正足下垂、足内外翻等；也可以对站立功能障碍者进行站立功能训练
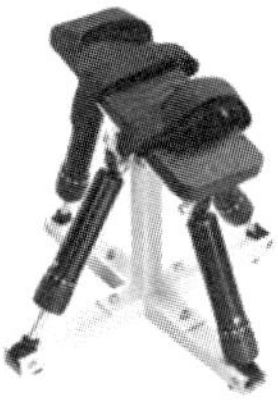	踝关节背屈训练器：用于踝关节屈伸训练和踝关节活动范围主动性训练
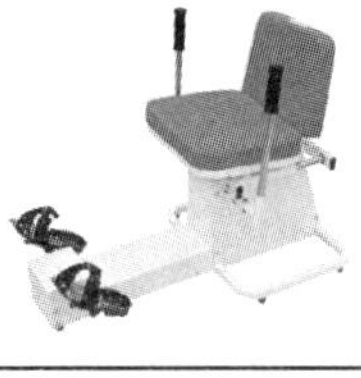	坐式踝关节训练器：矫正姿势，防止足下垂、足内外翻等畸形；进行站立训练

图示	名称及主要用途
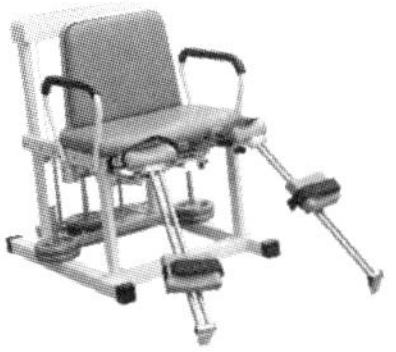	重锤式髋关节训练器：用于髋关节内收、外展肌力的训练
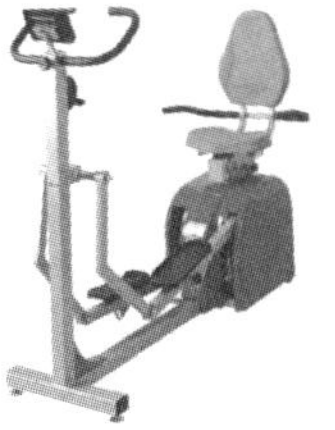	下肢康复训练器：用于改善下肢关节活动范围和协调功能的训练
	踝关节矫正板：用于矫正或防止足下垂、足内外翻等畸形

三、其他常用器具

其他常用的康复训练器具主要包括用于上、下肢关节，肌肉训练和平衡功能、步行训练等康复训练设备，详见表1-3。

表1-3 其他常用的康复训练器具

图示	名称及主要用途
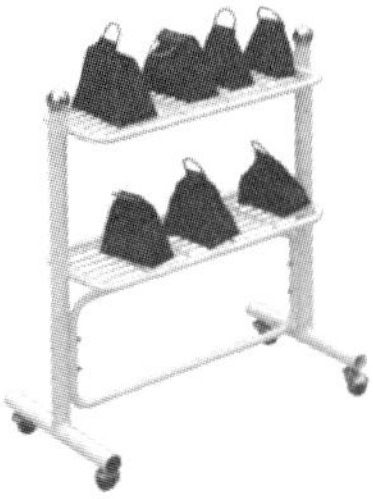	系列沙袋：用于肌力训练、关节活动度训练和关节屈伸的训练

续表

图示	名称及主要用途
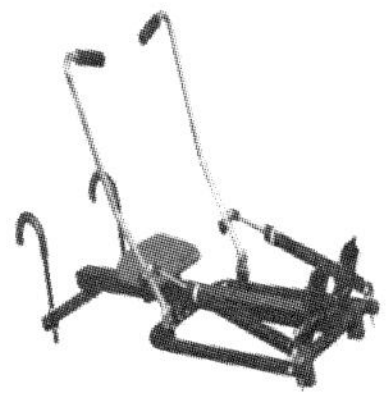	划船运动器：用于腰背部、上肢屈肌群、下肢伸肌群的肌力和耐力训练
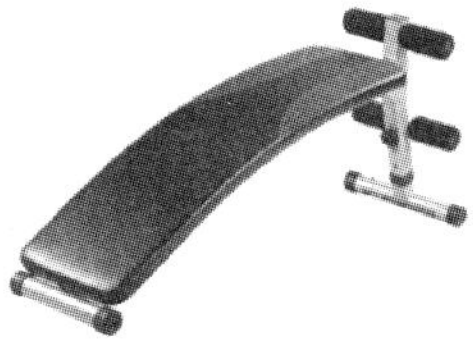	弧形腹肌训练器：借助弧形面进行腹肌肌力的训练
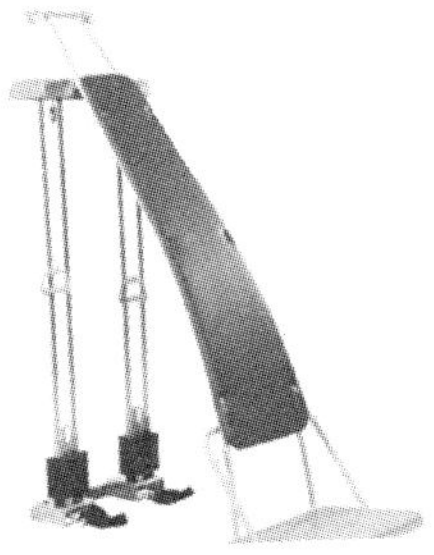	胸背部矫正运动器：配合复式墙拉力器用于胸背部畸形患者的康复训练，防止、矫正背部畸形；训练上肢、胸部肌肉力量和耐力
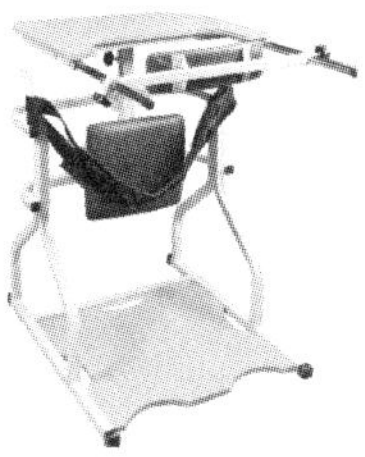	站立架：用于脑瘫、截瘫等站立功能障碍患者训练；预防、改善骨质疏松、压疮、心肺功能障碍的发生。有脑瘫儿童站立训练架、单人截瘫站立架、双人截瘫站立架、四人截瘫站立架等类型
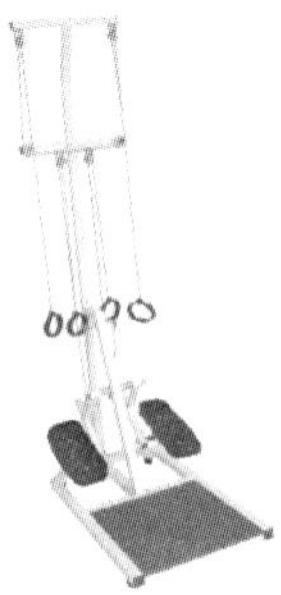	偏瘫康复器：利用健肢帮助患者进行功能训练，用于偏瘫患者患侧肢体训练

续表

图示	名称及主要用途
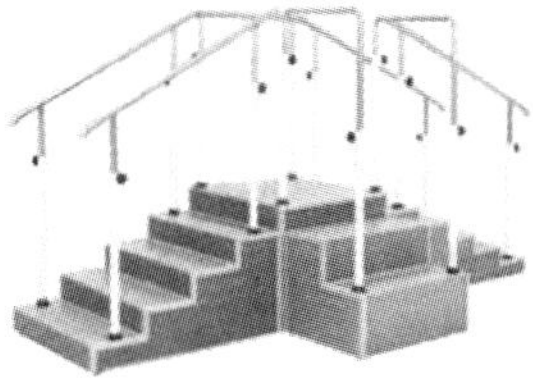	训练用阶梯：阶梯扶手的高度可根据患者需要进行调整，利用阶梯扶手或拐杖进行上下阶梯的步行训练。上下阶梯可以锻炼和增强躯干和下肢肌力，活动下肢关节；可提高偏瘫、截瘫患者屈膝、屈髋的能力
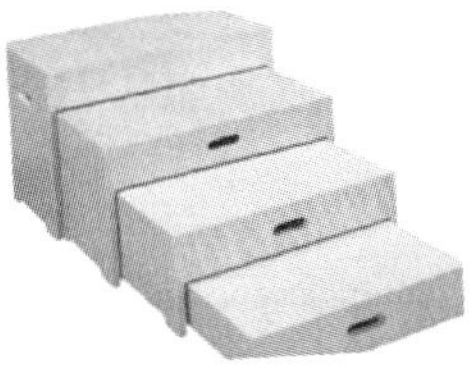	抽屉式阶梯：功能同训练用阶梯；还可作为不同高度的坐具
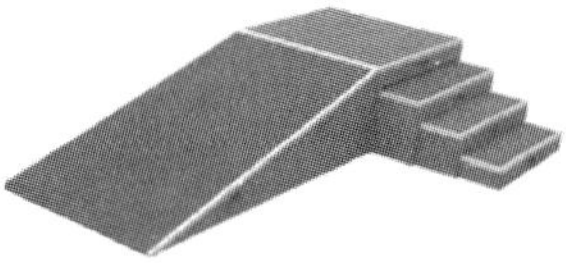	步行训练用斜板：用于上下楼梯和步行训练
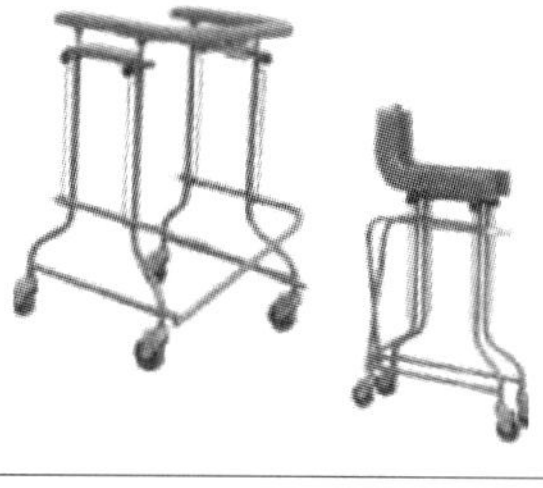	辅助步行训练器：增加上肢支撑面积，提高辅助步行的效果，是神经、骨关节系统损伤患者的室内外代步工具，有普通、带刹带座和可折叠式三种类型
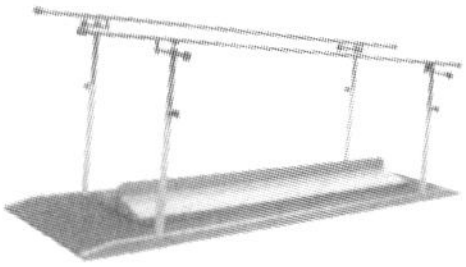	平行杠：可用于关节活动度训练、肌力训练、站立训练、步行训练等
	平衡板：可以在平衡板上进行肢体负重和平衡练习，适用于偏瘫、脑瘫等运动失调者的平衡训练，有带扶手和不带扶手两种
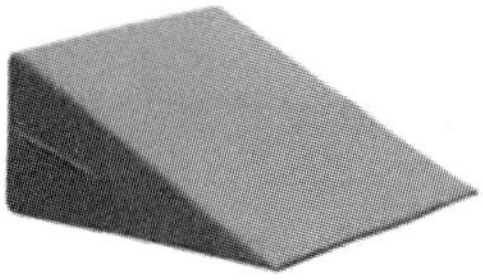	楔形垫：用于基本功能的综合训练，适用于头不能自控、坐不稳、自动调节体位能力低下的患者

续表

图示	名称及主要用途
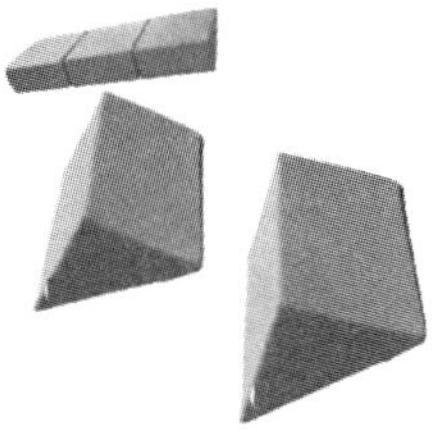	组合软垫：用于各种垫上运动的训练，如卧、跪、长坐位平衡及耐力训练，以及站立、蹲起等训练
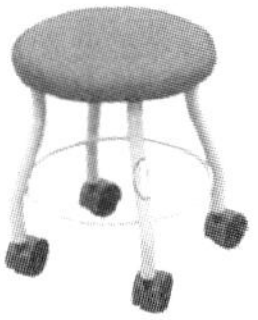	PT 凳：护理员对患者进行手法治疗时可移动的坐具
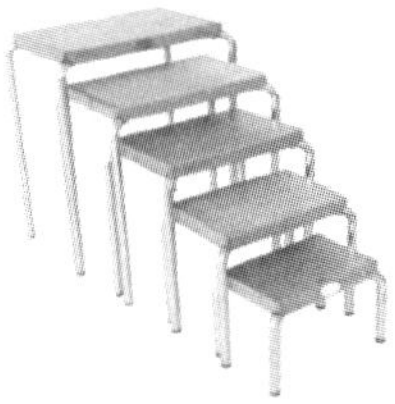	组合套凳：护理员进行手法治疗时的坐具，也可作为患者上肢锻炼的工作台面
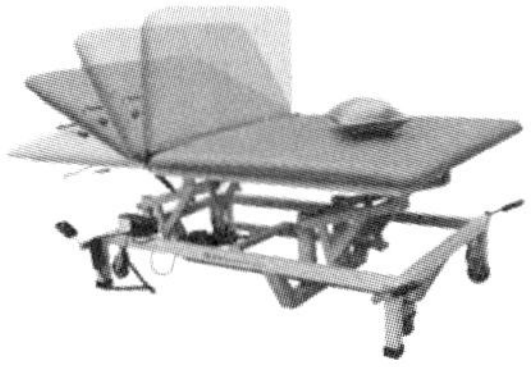	PT 训练床：可以进行仰卧位前后左右移动、翻身、起坐等训练，还可以进行从轮椅到床上的转移训练，适用于截瘫、偏瘫、四肢瘫、脑瘫等四肢活动不便的患者，有普通、电动升降、电动升降可折叠等类型
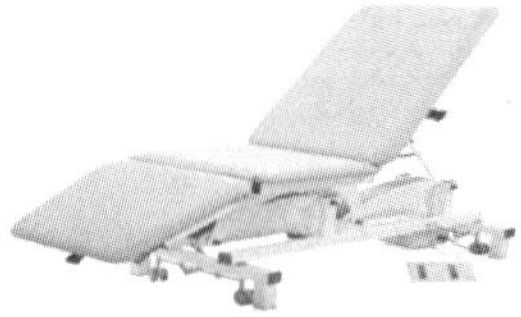	治疗床：护理员对患者进行各种手法治疗（如牵伸治疗）时，用于固定患者不同部位，防止其跟随性动作

本章思考题

　　1. 简述老年人康复护理的原则。

　　2. 老年人康复护理对护理员有哪些要求？

　　3. 上肢康复训练常用器具有哪些？

　　4. 下肢康复训练常用器具有哪些？

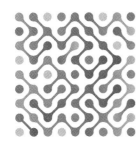

第2章

康复治疗的相关理论

第1节　康复治疗对人体的作用

熟悉康复治疗对机体的生理效应和治疗效应

各种康复治疗手段作为物质、能量和信息作用于机体后，通过神经、体液等途径可以调节组织器官甚至整个机体的功能，进而取得相应的生理效应和治疗效应。

一、增强适应功能

人类对外界环境的适应是一个非常复杂的社会生物学过程。在康复治疗的作用下，机体对外界环境的适应是在中枢神经系统的参与下，通过复杂的神经体液机制，形成新的体内环境和外界环境的动态平衡，从而提高正常机体、患病机体或衰老机体对外界环境的适应能力。

二、加强调节作用

人类从整体直至每个细胞均有极细微和完善的调节功能，以此保证机体内环境的稳定和对外界环境复杂的、不断变化的条件的适应。随着机体的衰老或者病变，机体自我调节功能减弱或发生障碍，各种康复治疗方法作用于机体，通过信息传递以及物质和能量的转化，经神经—体液系统的作用，可改善物质代谢过程，促进能量合成，节约能量消耗，从而使组织器官的营养及异常的生物节律正常化，在此基础上改善各组织器官的功能，直至调节基本的生命活动过程。

三、提高防卫功能

各种康复治疗通过对皮肤、免疫系统、巨噬细胞系统、神经—内分泌系统和血液系统等的作用，提高机体的防卫功能，加强皮肤的屏障功能、细胞免疫和体液免疫功能，对老年人提高自身免疫能力非常重要。

四、促进代偿功能

机体各组织器官均有储备功能，这是实现代偿的基础。各种康复方法可动员和锻炼各器官的储备功能，实现代偿作用。由于康复治疗方法的不同，机体各种代偿功能具有一定特异性。

五、改善机体的反应性

进行康复治疗时，自然界的多种理化因素综合作用于整个机体，对决定全身性反应的各种生理过程起动员和调节作用，因而可以改善机体的反应性。例如，海水浴可使变态反应性疾病患者血液中组织胺的含量减少，从而减轻变态反应；选择一定的气候，可改善老年人以及慢性病患者对不良气候因素作用的反应。

六、改善人体精神、心理状态

康复治疗也可以调节患者的心情，化解不良情绪，消除紧张和压力，具有宣泄功能，可帮助患者释放压力、忘却烦恼，同时也可以带来身心上的愉悦。

第 2 节　运动与制动

学习单元 1　运动对人体的影响

熟悉运动治疗的作用
熟悉运动的潜在危险

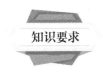

一、运动治疗的作用

运动是康复治疗过程中促进机体功能恢复的主要措施，是现代康复治疗的重要手段之一。其可以实现如下治疗作用：

1. 能保持、增强肌力和肌肉耐力；牵张缩短的肌肉、肌腱、关节囊和其他软组织，维持和改善关节活动度；同时，还能抑制异常肌张力，使肌肉松弛，缓解肌紧张。

2. 能提高运动协调障碍患者的平衡能力和运动协调性；可以纠正躯体畸形和功能障碍，提高患者生活质量和社会功能。

3. 可以提高患者日常生活活动能力；保持或改善机体耐力，增强心肺功能，改善全身机能状态。

4. 对各种临床并发症，如各种疾病所致的长期卧床患者的肌肉萎缩、关节挛缩、压疮等，均有预防和治疗作用。

二、运动的潜在危险

1. 运动损伤

不适当的运动有可能导致或加重人体损伤，从而使老年人的病情加重，常见原因包括：准备或结束活动不充分，运动训练强度或总量过大，运动方式选择不当、动作错误，老年人对身体情况判断不准确等。常见的损伤包括关节扭伤或错位、肌肉和韧带拉伤、椎间盘突出症等。

2. 脏器功能过负荷或者衰竭

各种疾病或损伤后脏器功能储备都有不同程度的下降，如果运动强度或总量过大，超过功能储备，有可能诱发脏器功能衰竭。常见的脏器衰竭包括心力衰竭、肾功能衰竭、呼吸功能衰竭等。

3. 诱发心脑血管事件

心脑血管事件是指各种突发性心脑血管意外，包括脑血管意外、心肌梗死、心脏骤停等。与运动相关的意外情况有：运动诱发血压过度增高导致脑血管破裂，左心房或动脉血栓脱落等导致脑梗死，心律失常导致心脏骤停、心脏破裂、主动脉瘤破裂等。

学习单元 2　制动对人体的影响

了解制动的积极作用和消极作用

熟悉制动对人体各大系统的影响

制动是指人体局部或全身保持固定或活动受到限制，是康复治疗中常用的保护性治疗手段，包括卧床休息、局部固定、肢体和躯体神经麻痹或瘫痪三种类型。制动的积极作用是有助于减轻局部损伤的疼痛和肿胀，减少机体体力消耗，保护损伤组织，稳定病情，促进损伤组织自然修复，减少在病情不稳定的情况下发生进一步损伤的危险。但老年人由于器官生理性衰退或疾病等因素的影响，使其运动能力下降，甚至需要长时间卧床休息，这将直接对老年人的身体产生很多不利因素，故制动的消极作用在于，可能导致废用综合征，增加并发症的出现和新功能障碍的产生，从而影响机体康复和治疗，甚至影响到老年人的生命。

一、循环系统

制动对循环系统的影响十分显著，短期制动会导致血液循环减缓，长期制动将会引起循环系统功能衰退。常见的不良结果有：

1. 直立性低血压

正常人完全卧床休息 3 周或者严重疾病损伤者及老年人持续卧床数日，即可发生直立性低血压。

2. 静脉血栓

患者长期卧床容易导致静脉血栓，最常见的是深静脉血栓和血栓性脉管炎。长期卧床使血容量减少，血细胞比容增加，血液黏滞度增高，血流减慢，血小板凝聚力增加，这些因素均可导致血栓的形成。深静脉血栓一旦脱离，易造成肺、脑栓塞，引起严重后果。

3. 心脏功能减退

老年人久卧病床，基础心率加快，每搏输出量减少，心脏功能减退，导致冠状动脉血流灌注减少。

二、呼吸系统

制动对呼吸系统影响明显，制动数周后，机体呼吸能力下降，呼吸肌肌力减弱，呼吸道分泌物积聚，难以排出，易发生呼吸道感染或坠积性肺炎。

三、运动系统

制动对运动系统的影响主要表现在对肌肉和骨关节的影响，长期制动的不良结果有：

1. 肌代谢障碍

制动 1 个月后，肌细胞胰岛素受体对胰岛素的敏感性下降，随后肌细胞线粒体密度减小，氧化酶活性降低，制动肌组织总毛细血管密度降低，毛细血管长度缩短，导致肌组织局部血流量减少。

2. 肌肉失用性萎缩

神经性瘫痪引起的肌肉失用性萎缩最为明显。制动 2 周以上将出现肌肉萎缩，对于瘫痪患者和老年人，肌肉萎缩的情况将更严重；绝对卧床 2 个月，肌容积将减少一半，其中，承重及维持姿势的肌肉萎缩最明显，且伸肌萎缩超过屈肌。

3. 肌力下降

随着肌萎缩和运动神经兴奋性下降，肌力逐渐下降，但肌力下降的速度比肌肉萎缩的速度快。肌力下降和神经功能障碍是造成步态不稳和运动协调性下降的主要原因。

4. 关节挛缩和退变

长期制动卧床，尤其是关节有损伤或肢体摆放位置欠佳时，易造成关节挛缩和退变，最常见的是髋关节和膝关节的屈曲挛缩，踝关节的跖屈挛缩。长期制动，关节囊挛缩将使关节软骨接触处受压变形，关节软骨水分、透明质酸和硫酸软骨素均减少，导致软骨变薄，严重时软骨承重面出现坏死和裂隙，引起关节软骨退行性病变。

四、代谢与内分泌系统

长期制动卧床往往伴有代谢与内分泌系统功能障碍，且在心血管功能开始恢复时，代谢与内分泌变化才表现出来。

1. 骨代谢异常

（1）骨钙负平衡。制动 1～2 天后，尿钙开始逐渐升高，7 周达到高峰。由于大量血钙随尿排出，使血钙降低，促进骨组织中的钙转移至血，又产生了高钙血症，最终导致骨钙负平衡。

（2）骨密度降低。长期制动使相对或绝对骨质吸收速度超过新骨形成速度，尤其是承重的下肢骨和与维持躯干姿势相关的骨，骨密度降低，表现出骨质疏松。

2. 负氮平衡

制动会造成尿氮排出量明显增加，导致低蛋白血症、水肿和体重下降，尤其是在创伤或饥饿的情况下。

3. 水电解质改变

卧床 4 周左右可能发生症状性高钙血症，早期症状包括食欲减退、腹痛、便秘、恶心和呕吐，进行性神经体征为无力、情绪不稳、反应迟钝，最后发生昏迷。

4. 内分泌改变

长期制动的患者往往出现雄激素分泌减少，甲状腺素、甲状旁腺素、肾上腺素、去甲肾上腺素、肾上腺皮质激素、胰岛素、前胰岛素 C 肽分泌增高，心钠肽早期升高、后期下降的内分泌功能改变。

五、中枢神经系统

长期卧床的患者容易出现焦虑、淡漠、抑郁、神经质甚至攻击行为，严重者可产生异常感觉（幻视、幻听等）、认知障碍、定向障碍、情感障碍等。

六、消化系统

长期制动将减少胃液分泌，引起食欲下降，碳水化合物、蛋白质等吸收减少，出现低蛋白血症；同时胃内食物排空减慢，胃肠蠕动减缓，食物残渣停留在肠道的时间延长，使肠道内水分吸收过多，往往造成便秘。

七、泌尿系统

长期卧床，机体抗利尿激素分泌减少，尿量增加，但卧位时，腹压减小不利于膀胱排空，易导致尿潴留或增加残余尿，长此以往易形成泌尿系统结石。久卧导致患者逼尿肌松弛、括约肌无力，常伴有充盈性尿失禁。而制动后尿路结石和尿失禁则加大了患者泌尿系统感染的机会。

八、皮肤

长期制动还容易引起皮肤及附件萎缩和压疮。制动患者食欲下降，营养不良，加速皮下脂肪减少和皮肤角化，皮肤卫生不良又引起细菌、真菌感染和甲沟炎。大面积压疮的发生可使血清蛋白质尤其是白蛋白减少，加速液体向组织渗出，引起下肢皮肤水肿。

本章思考题

1. 简述康复治疗对人体的作用。
2. 制动会对人体哪些系统产生影响？
3. 为何长期制动会引起关节挛缩？
4. 制动对循环系统的影响有哪些？

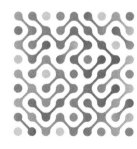

第3章
康复护理评定

第1节　康复护理评定概述

学习目标

熟悉康复护理评定的概念和目的
掌握常用的康复护理评定方法
了解康复护理评定的注意事项

知识要求

康复护理评定是指收集评定对象的病史和相关资料，提出假设并进行检查和测量，对结果进行比较、综合、分析、解释，最后形成结论和障碍诊断的过程。广义的康复护理评定还包括设定康复目标和制订康复护理计划。康复护理评定的对象包括所有需要接受康复护理的功能或能力障碍者。

一、康复护理评定的目的

1. 掌握功能障碍的情况。

2. 制订康复护理计划。

3. 评价康复护理效果。

4. 帮助判断预后。

5. 分析卫生资源的使用效率。

二、康复护理评定常用的方法

1. 交谈

通过与老年人及其家属的直接接触，可以了解老年人功能障碍发生的时间、持续的时间、发展的过程以及对日常生活、工作、学习的影响等大量的第一手资料，也可以了解其他有关信息，如常交往的人群、朋友和同事等。通过交谈，还可将治疗方案和注意事项告诉老年人及其家属，赢得他们的信赖，争取他们对治疗的支持和配合。

2. 问卷调查

通过问卷调查能迅速地收集多人、多方面的资料。其优点是省时省力；缺点是填表人对表中的项目常常难以准确理解或用文字全面而准确地表达，造成信息的偏差和丢失。

3. 观察

观察既要进行外部观察（即身体观察），还要进行内部观察（包括心理、精神、性格、情绪、智能等）。外部观察包括局部观察（以障碍部位为中心）、全身观察（主要是通过全身观察以了解局部障碍对全身所造成的影响）、静态观察（即形态观察，如观察姿势、肢位等情况）、动态观察（即功能观察，要求在活动时进行观察，如了解步行时是否存在异常步态等）等内容；内部观察主要通过言语和行动进行。

4. 量表评定

量表评定是通过运用标准化的量表对老年人身体功能进行评定的一种方法。

5. 设备检测

设备检测是指借助仪器设备对受试者的某一功能性变量进行直接测量，通过记录数据反映老年人的功能状况。设备检测最突出的优点是可以将功能状况精确地量化，获得客观的数据；缺点是有些检测需要昂贵的仪器设备。

三、康复护理评定的注意事项

1. 选择合适的方法

目前在康复护理评定工作中，有许多用于评定功能障碍的方法和设备，但不同的方法和设备评定的目的各有侧重，在选择使用时，应注意鉴别，如中枢性瘫痪引起的四肢运动障碍不宜选用徒手肌力检查法。

2. 掌握恰当的时间

无论是患病老年人还是普通老年人，都应尽快进行功能评定。为确保准确性，通常由一人实施全程评定，但需要注意的是，每次评定时间要尽量短，不要让老年人感到疲劳。

3. 争取老年人和家属的配合

尽管康复护理评定手段绝大多数是无创性的，但为了最大程度地获得老年人和家属的协作和支持，评定前要向老年人及其家属说明评定的目的和方法，消除他们的不安，取得积极的配合。

4. 防止意外情况的发生

康复护理的对象为老年人，常合并多种疾病，身体较为虚弱。在评定的过程中，老年人可能会出现不适或其他并发症，此时应及时终止评定，积极查找原因，给予相应处理。

第 2 节　康复护理评定内容

学习单元 1　关节活动度的评定

熟悉关节活动度的定义
了解关节活动度测量的注意事项
熟悉主要关节活动度的评定方法

一、概述

关节活动度评定是指运用一定的工具测量在特定体位下关节的最大活动范

围，从而对关节的功能做出判断。

1. 关节活动度定义

关节活动度又称关节活动范围，是指关节活动时所达到的最大活动范围，即一个关节从起始端至终末端的正常活动范围，常以度数表示。关节活动可以分为主动活动和被动活动，因此关节活动度也可以分为主动关节活动度和被动关节活动度。

主动关节活动度是指老年人主动收缩肌肉时带动相应关节的活动范围；被动关节活动度是指老年人在肌肉完全松弛的情况下，由外力作用于关节而发生的活动范围。正常情况下，被动活动范围较主动活动范围略大些，若关节活动范围增大或缩小均为不正常。

2. 关节活动度测量工具

（1）通用量角器。通用量角器（见图 3-1）由一个半圆量角器或全圆量角器加一条固定臂及一条移动臂构成。固定臂与量角器相连接，不可移动，移动臂的一端和量角器的中心相连接，可以移动。通用量角器主要用来测量四肢关节的活动度。

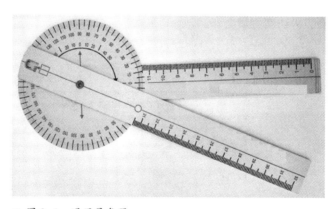

● 图 3-1　通用量角器

使用时首先使老年人身体处于检查要求的标准姿势，将量角器中心点准确地放置到代表关节旋转中心的骨性标志点上并加以固定，两臂分别放到两端肢体的长轴，使关节绕一个轴心向另一个方向运动到最大限度，然后在量角器上读出关节活动度。

（2）其他测量工具。其他测量关节活动度的工具还有很多，如方盘量角器、电子测角计、带刻度的尺子、数码相机等。但目前临床上应用最广泛、最方便的仍然是通用量角器。

手指关节活动度可以用小型半圆量角器、直尺或两脚分规测量。

3. 关节活动度测量注意事项

（1）测量前应向老年人耐心说明测量的方法和目的，以取得老年人的配合，避免老年人主观努力不够而影响测量值的准确性。

（2）帮助老年人采取正确的测量姿势，防止邻近关节的替代动作。

（3）固定好量角器，其轴心应对准老年人关节中心或规定的标志点，关节活动时要防止量角器固定臂移动。

（4）通常应先测量关节的主动活动范围，后测量被动活动范围。

（5）关节活动度存在一定的个体差异，应与健侧相应关节测量比较。

（6）避免在按摩、运动及其他康复治疗后立即进行测量。

（7）不同器械、不同方法的测量结果存有差异，不宜互相比较。

二、关节活动度的评定方法

1. 主要关节活动度测量方法

（1）脊柱关节活动度测量方法见表 3-1。

表 3-1　脊柱关节活动度测量方法

部位	运动	被测者体位	量角器放置方法			正常活动范围
			轴心	固定臂	移动臂	
颈椎	前屈	坐位或站立位，在侧面测量	肩峰	在矢状面上与通过肩峰的垂直线一致	与头顶和耳孔的连线一致	0°~60°
	后伸	同上	同上	同上	同上	0°~50°
	左旋、右旋	坐位或仰卧位，在头顶上测量	头顶	与通过头顶的矢状轴一致	与鼻梁和枕骨粗隆的连线一致	0°~70°
	左侧屈、右侧屈	坐位或于后方测量立位	第7颈椎棘突	与第5颈椎到第7颈椎棘突的连线一致	与枕骨粗隆到第7颈椎棘突的连线一致	0°~50°

续表

部位	运动	被测者体位	量角器放置方法			正常活动范围
			轴心	固定臂	移动臂	
胸腰椎	前屈	站立位	第 5 腰椎棘突侧面投影	与通过第 5 腰椎棘突的垂线一致	与第 7 颈椎到第 5 腰椎棘突的连线一致	0°~80°
	后伸	同上	同上	同上	同上	0°~30°
	左旋、右旋	坐位，臀部固定	头部上面中点	与椅背的平行线一致	与两侧肩峰连线一致	0°~45°
	左侧屈、右侧屈	坐位或站立位	第 5 腰椎棘突	与通过第 5 腰椎棘突的垂直线一致	与第 7 颈椎到第 5 腰椎棘突的连线一致	0°~35°

（2）上肢关节活动度测量方法见表 3-2。

表 3-2　上肢关节活动度测量方法

部位	运动	被测者体位	量角器放置方法			正常活动范围
			轴心	固定臂	移动臂	
肩	屈、伸	坐位或站立位，臂置于体侧，肘伸直	肩峰	与腋中线平行	与肱骨纵轴平行	屈：0°~180° 伸：0°~50°
	外展	坐位，臂置于体侧，肘伸直	肩峰	与身体正中线平行	与肱骨纵轴平行	0°~180°
	内旋、外旋	仰卧位，肩外展 90°，肘屈 90°	尺骨鹰嘴	与地面垂直	与尺骨平行	0°~90°
肘	屈、伸	仰卧位、坐位或站立位，臂取解剖位	肱骨外上髁	与肱骨纵轴平行	与桡骨平行	0°~150°
	旋前、旋后	坐位，上臂置于体侧，屈肘 90°	中指尖	与地面垂直	与包括伸展拇指的手掌面平行	0°~90°

续表

部位	运动	被测者体位	量角器放置方法			正常活动范围
			轴心	固定臂	移动臂	
腕	屈、伸	坐位或站立位,前臂完全旋前	尺骨茎突	与前臂纵轴平行	与第2掌骨纵轴平行	屈:0°~90° 伸:0°~70°
	尺偏、桡偏(尺、桡侧外展)	坐位,屈肘,前臂旋前,腕中立位	腕背侧中点	与前臂背侧中线一致	与第3掌骨纵轴一致	桡偏:0°~25° 尺偏:0°~55°

(3)下肢关节活动度测量方法见表3-3。

表3-3 下肢关节活动度测量方法

部位	运动	被测者体位	量角器放置方法			正常活动范围
			轴心	固定臂	移动臂	
髋	屈	仰卧位或侧卧位,对侧下肢伸直(屈膝时)	股骨大转子	与身体纵轴平行	与股骨纵轴平行	0°~125°
	伸	侧卧位,被测下肢在上	股骨大转子	与身体纵轴平行	与股骨纵轴平行	0°~15°
	内收、外展	仰卧位	髂前上棘	左右髂前上棘连线的垂直线	髂前上棘至髌骨中心的连线	0°~45°
	内旋、外旋	仰卧位,两小腿悬于床缘外	髌骨下端	与地面垂直	与胫骨纵轴平行	0°~45°
膝	屈、伸	俯卧位、仰卧位或坐在椅子边缘	膝关节或腓骨小头	与股骨纵轴平行	与胫骨纵轴平行	屈:0°~150° 伸:0°

续表

部位	运动	被测者体位	量角器放置方法			正常活动范围
			轴心	固定臂	移动臂	
踝	背屈、跖屈	仰卧位，膝关节屈曲，踝处于中立位	腓骨纵轴线与足外缘交叉处	与腓骨纵轴平行	与第5跖骨纵轴平行	背屈：0°～20° 跖屈：0°～45°
	内翻、外翻	俯卧位，足位于床缘处	踝后方两踝中点	与小腿后纵轴一致	与轴心和足跟中点的连线一致	内翻：0°～35° 外翻：0°～25°

2. 测量结果记录与分析

（1）结果记录

1）记录测量的时间、体位。

2）记录主动关节活动范围与被动关节活动范围。

3）记录关节活动范围，如"膝关节屈曲20°～150°"，提示膝关节伸展受限；当被测者某关节出现非正常过伸情况时，可采用"－"表示。如"膝关节－20°"，表示膝关节20°过伸。

4）记录是否存在变形、疼痛、水肿、萎缩、肌紧张等情况。被测者疼痛时，记录疼痛的范围及程度。

在记录关节活动度的起始位和终末位的度数时，一般从0°开始逐渐增加至180°；如果起始位不是0°，应说明存在有某种受限的因素。

（2）结果分析

1）运动终末感判定。检查被动关节活动度时，如被检查关节的运动出现限制，应判断是生理因素引起还是病理因素引起。生理因素主要包括软组织间的接触、肌肉的伸张、关节囊的伸张、韧带的伸张、骨与骨的接触等；病理因素主要包括软组织损伤、肌紧张、骨关节病变等。

2）运动受限原因。分析关节活动范围时应注意判断运动受限是由于组织结构变化所致还是肌力下降所致。被动关节活动度小于正常范围时，提示运动受限是由于皮肤、关节或肌肉等组织的器质性病变所致；主动关节活动度小于被动关节活动度时，提示关节活动度下降是肌力减弱的结果。

学习单元 2　肌力的检查和评定

了解肌力检查时的注意事项
熟悉主要肌肉的肌力评定方法

一、概述

肌力是指肌肉自主收缩时产生的最大力量。肌力检查可以测定老年人在主动运动时肌肉或肌群产生的最大收缩力量，是评定被检神经、肌肉损害程度和范围的一种重要手段。肌力检查时需注意：

1. 检查前应向老年人充分解释检查的目的和方法，做必要的示范，以取得老年人的配合。

2. 采取标准的测试姿势，提高结果的可比性，如注意防止某些肌肉对受试的无力肌肉的替代动作。

3. 重复检查同一块肌肉的最大收缩力时，每次检查以间隔 2 分钟为宜。

4. 不宜在老年人疲劳、运动或饱餐后进行检查。

5. 测试时应先查健侧、后查患侧，先抗重力、后抗阻力，左右两侧进行对比。

二、肌力的评定方法

1. 徒手肌力评定

要求老年人对受试的肌肉或肌群在减重、抗重力或抗阻力的状态下做一定的动作，并使动作达到最大的活动范围。根据肌肉完成活动的情况，通常采用 6 级分级法评定级别。该法简单、可信，不受检查器具和场所的限制。

2. 器械肌力测试

在肌力超过3级时,为了进一步做较准确的定量评定,可用专门的器械进行测试。常用的器械有握力计、捏力计、拉力计等。

(1) 握力测试。握力主要反映手内肌和屈指肌群的肌力,用握力计(见图3-2)测试。

握力指数=握力(kg)/体重(kg)×100。握力指数正常值应>50。

(2) 捏力测试。捏力主要反映拇对掌肌和其他四指屈肌的肌力,用握力计或捏力计(见图3-3)测试,拇指与其他手指相对捏压握力计或捏力计,正常值约为握力的30%。

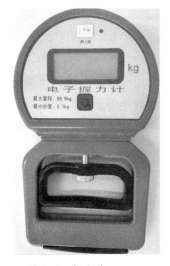

● 图3-2 握力计

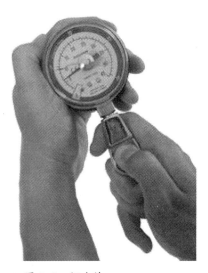

● 图3-3 捏力计

(3) 等速肌力测试。等速肌力测试是目前肌肉功能评定及肌肉力学特性研究的最佳方法,但设备较贵,不易推广。

学习单元3 平衡和协调功能的评定

学习目标

了解平衡和协调功能的概念

熟悉平衡和协调功能评定的方法

一、概述

人体要进行正常运动和完成日常生活活动，必须有良好的姿势和体位控制能力，也就是保持身体平衡的能力，要使活动平稳、准确、协调，还必须有良好的协调能力。平衡和协调能力共同发挥作用，才能维持人体正常活动。

平衡是指身体所处的一种姿势状态，并在运动或受到外力作用时，能自动调整并维持姿势的能力。评定平衡功能的目的主要是确定老年人是否存在平衡功能障碍，以及引起平衡功能障碍的原因，确定老年人是否需要必要的康复治疗，预测老年人发生跌倒的危险性。

协调是指人体产生平滑、准确、有控制的运动能力。协调功能与平衡功能密切相关。协调功能障碍又称共济失调，评定协调功能主要是判断有无协调障碍，为制定治疗方案提供依据。

二、平衡和协调功能的评定方法

1. 平衡功能的评定方法

平衡功能评定包括主观评定和客观评定两个方面。主观评定以观察法和量表法为主，客观评定主要采用平衡测试仪评定。

（1）观察法。通过观察评定对象在静止状态和运动状态下的平衡表现，做出评定。静止状态：让评定对象睁、闭眼坐，睁、闭眼站立，双脚并立站，脚跟碰脚尖站立，单脚交替站立，观察其能否保持平衡。运动状态：让评定对象坐、站立时移动身体，在不同条件下行走，包括脚跟碰脚尖行走、脚跟行走、脚尖行走、走直线、侧方行走、倒退走、走圆圈、绕过障碍物行走等，观察其能否保持平衡。

（2）量表法。按照量表的内容进行主观评定，然后记录评分。该法不需要专门的设备，结果量化，评分简单，应用方便，故被临床普遍使用。信度和效度较好的量表主要有 Berg 平衡量表、Fugl-Meyer 平衡量表等。以下主要介绍 Berg 平衡量表，详见表3-4。

表3-4 Berg 平衡量表

动作	体位及命令	评分标准
由坐到站	体位：坐于治疗床上 测试命令：请站起来	4分：不用手帮助即能够站起且能够保持稳定 3分：用手帮助能够自己站起来 2分：用手帮助经过几次努力后能够站起来 1分：需要他人较小的帮助能够站起来或保持稳定 0分：需要他人中度或较大的帮助才能够站起来
独立站立	体位：站立位 测试命令：请尽量站稳	4分：能够安全站立2分钟 3分：能够在监护下站立2分钟 2分：能够独立站立30秒 1分：经过几次努力能够独立站立30秒 0分：没有他人帮助不能站立30秒
独立坐	体位：坐在椅子上，双脚平放在地上，背部要离开椅背 测试命令：请将上肢交叉抱在胸前并尽量坐稳	4分：能够安全地坐2分钟 3分：能够在监护下坐2分钟 2分：能够坐30秒 1分：能够坐10秒 0分：没有支撑则不能坐10秒
由站到坐	体位：站立位 测试命令：请坐下	4分：用手稍微帮助即能够安全地坐下 3分：需要用手帮助来控制身体重心下移 2分：需要双腿后侧抵住椅子来控制身体重心下移 1分：能独立坐在椅子上但不能控制身体重心下移 0分：需要他人帮助才能坐下
床—椅转移（先在治疗床旁边准备一张有扶手和一张无扶手的椅子）	体位：坐于治疗床上，双脚平放于地面 测试命令：请坐到有扶手的椅子上，再坐回床上，然后再坐到无扶手的椅子上，再坐回床上	4分：用手稍微帮助即能够安全转移 3分：必须用手帮助才能够安全转移 2分：需要监护或语言提示才能完成转移 1分：需要一个人帮助才能完成转移 0分：需要两个人帮助或监护才能完成转移

动作	体位及命令	评分标准
闭眼站立	体位：站立位 测试命令：请闭上眼睛，尽量站稳	4分：能够安全站立10秒 3分：能够在监护下站立10秒 2分：能够站立3秒 1分：闭眼不能站立3秒，但睁眼站立能保持稳定 0分：需要他人帮助才能够站立
双脚并拢站立	体位：站立位 测试命令：请将双脚并拢并且尽量站稳	4分：能够独立将双脚并拢并独立站立1分钟 3分：能够独立将双脚并拢并在监护下站立1分钟 2分：能够独立将双脚并拢但不能站立30秒 1分：需要他人帮助才能将双脚并拢且能够站立15秒 0分：需要他人帮助才能将双脚并拢且双脚并拢后不能站立15秒
站立位上肢前伸	体位：站立位 测试命令：将手臂抬高至90°，伸直手指并尽力向前伸，请注意双脚不要移动（进行此项测试时，要先将一根皮尺横向固定在墙壁上，评定对象上肢前伸时，测量手指起始位和终末位对应于皮尺上的刻度，两者之差为评定对象上肢前伸的距离，如果可能的话，为了避免躯干旋转，评定对象要两臂同时前伸）	4分：能够前伸>25 cm的距离 3分：能够前伸>12 cm的距离 2分：能够前伸>5 cm的距离 1分：能够前伸但需要监护 0分：当试图前伸时失去平衡或需要外界支撑
站立位从地上拾物	体位：站立位 测试命令：请把你双脚前面的拖鞋捡起来	4分：能够安全、轻易地捡起拖鞋 3分：能够在监护下捡起拖鞋 2分：不能捡起但能够到达距离拖鞋2~5 cm的位置并且独立保持平衡 1分：不能捡起拖鞋并且当试图努力时需要监护 0分：不能尝试此项活动或需要他人帮助以避免失去平衡或跌倒

续表

动作	体位及命令	评分标准
转身向后看	体位：站立位 测试命令：双脚不要动，先向左侧转身向后看，再向右侧转身向后看（评定者可以站在评定对象身后手拿一个评定对象可以看到的物体以鼓励其更好地转身）	4分：能够从两侧向后看且重心转移良好 3分：只能从一侧向后看，另一侧重心转移较差 2分：只能向侧方转身但能够保持平衡 1分：当转身时需要监护 0分：需要他人帮助以避免失去平衡或跌倒
转身一周	体位：站立位 测试命令：请转一圈，暂停，然后往另一个方向转一圈	4分：能往两个方向用4秒或更短时间安全转一圈 3分：能往一个方向用4秒或更短时间安全转一圈 2分：能够安全地转一圈但用时超过4秒 1分：转身时需要密切监护或语言提示 0分：转身时需要他人帮助
双脚交替踏台阶	体位：站立位 测试命令：请将左、右脚交替放到台阶上，直到每只脚都踏过4次台阶或凳子（先在评定对象面前放一个台阶或一只高度与台阶相当的小凳子）	4分：能够独立安全站立且在20秒内完成8个动作 3分：能够独立站立，但完成8个动作的时间超过20秒 2分：在监护下不需要他人帮助能够完成4个动作 1分：需要他人较小的帮助能够完成2个或以上的动作 0分：需要他人帮助以避免跌倒或不能尝试此项活动
双脚前后站立	体位：站立位 测试命令：（示范给评定对象）将一只脚放在另一只脚的正前方并尽量站稳，如果不行就将一只脚放在另一只脚前面尽量远的地方，这样前脚后跟就在后脚足趾之前（要得到3分，步长要超过另一只脚的长度且双脚支撑的宽度应接近评定对象正常支撑宽度）	4分：能够独立将一只脚放在另一只脚的正前方且保持30秒 3分：能够独立将一只脚放在另一只脚的前方且保持30秒 2分：能够独立将一只脚向前迈一小步且能够保持30秒 1分：需要他人帮助才能向前迈步但能保持15秒 0分：当迈步或站立时失去平衡

续表

动作	体位及命令	评分标准
单腿站立	体位：站立位 测试命令：请单腿站立尽可能长的时间	4分：能够独立抬起一条腿且保持10秒以上 3分：能够独立抬起一条腿且保持5~10秒 2分：能够独立抬起一条腿且保持3~5秒 1分：经过努力能够抬起一条腿，保持时间不足3秒 0分：不能尝试此项活动或需要他人帮助以避免跌倒

结果分析：Berg 平衡量表一共 14 个动作项目，最高分 56 分，最低分 0 分。0~20 分提示评定对象平衡功能差，需乘坐轮椅；21~40 分提示评定对象有一定的平衡能力，可在辅助下步行；41~56 分提示评定对象平衡功能好，可独立步行；总分<40 分提示评定对象有跌倒风险。

（3）平衡测试仪评定。该仪器采用高精度的压力传感器和电子计算机技术，可以记录身体的摇摆情况，评定平衡功能障碍的程度及病变部位，评价康复治疗的结果。

2. 协调功能的评定方法

（1）指鼻试验。评定对象一侧上肢外展，用食指尖接触自己的鼻尖，分别以不同速度在睁眼、闭眼状态下往不同方向反复进行。

（2）指指试验。评定者与评定对象相对而坐，评定者将食指放在评定对象面前，让其用食指去接触评定者的食指。评定者通过改变食指的位置，来评定评定对象对方向、距离和速度改变而做出反应的能力。

（3）拇指对指试验。评定对象拇指尖依次与其他四指尖接触，速度逐渐增快。

（4）轮替动作试验。评定对象双手张开，一手向上，一手向下，交替转动；也可以双手同时（或交替）握拳、伸开，反复动作，速度逐渐增加。

（5）跟—膝—胫试验。评定对象取仰卧位，抬起一侧下肢，先将脚跟放在对侧的膝关节上，再沿胫骨前缘向下推移。

上述检查主要观察评定对象动作的完成是否直接、精确，时间是否正常，在动作的完成过程中有无辨距不良、震颤或僵硬，增加速度或闭眼时有无异常。评定时还需要注意评定对象的共济失调是单侧性还是双侧性，什么部位最明显（头、躯干、上肢、下肢），睁眼、闭眼有无差别。

学习单元4 步态的分析和评定

了解常见的异常步态及其分析方法
了解步态的评定方法

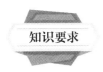

一、概述

步态是人体在行走时的姿态。正常的步态需要神经系统和运动系统的协调工作，其中任何环节的失调都会不同程度地影响步态。常见异常步态如下：

1. 偏瘫步态

偏瘫步态（见图3-4）多见于脑损伤。患者由于下肢伸肌紧张导致膝不能屈曲，髋内旋，足内翻下垂。行走时患腿在向前迈步时常经外侧回旋向前，出现划圈步，上肢常出现屈曲内收并停止摆动。

2. 蹒跚步态

蹒跚步态又称酩酊步态，多见于小脑损伤导致的共济失调。患者行走时摇晃不稳，不能走直线，步幅不一，状如醉汉。

3. 慌张步态

慌张步态又称前冲步态，多见于帕金森病患者。患者行走时上肢无摆动动作，步幅短小，行走快速，不能随意停止或转向。

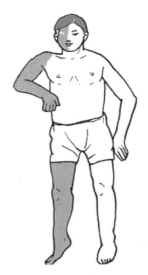

● 图3-4 偏瘫步态

4. 跨栏步态

跨栏步态是指由于踝背伸肌无力，下肢在摆动时呈现足下垂，患者通过增加屈髋和屈膝来防止足尖拖地，呈现跨门槛步或跨栏步。

5. 短腿步态

短腿步态表现为当患者一腿缩短超过 3 cm 时，患腿支撑时可见同侧骨盆及肩下沉，呈现斜肩步，摆动期则出现足下垂。

6. 疼痛步态

疼痛步态又称短促步态，表现为当不同原因引起患腿负重疼痛时，患者会尽量缩短患肢的支撑期，使对侧下肢跳跃式快速前进，步幅缩短。

二、步态的评定方法

步态的评定方法分为临床分析和实验室分析。临床分析除采集相关病史和体检外，多采用观察法和测量法；实验室分析需要借助步态分析仪。

1. 临床分析

（1）观察法。观察法是一种定性分析的方法：让老年人充分暴露下肢，按习惯的姿态及速度来回行走，观察者从不同方向（正、侧、背面）观察，注意老年人全身姿势和下肢各关节在步态周期中存在的问题；还可以让老年人做慢速、快速、随意放松行走，分别观察有无异常。用助行器行走的老年人分别使用或不使用助行器行走，进行使用前后对比。

（2）测量法。测量时常采用足印分析法，即用滑石粉或墨水使患者行走时能在规定走道上或地面铺的白纸上留下足印。测量足印的相关数据并进行分析，可以了解左右两侧步态的情况。

2. 实验室分析

（1）运动学分析：主要观察步态的距离和时间参数特征。

（2）动力学分析：动力学分析需要科技含量高的设备，价格昂贵，分析过程较复杂，多用于步态的研究工作。

学习单元 5　日常生活活动能力的评定

了解日常生活活动的概念、分类及评定注意事项
熟悉日常生活活动的评定方法

一、概述

日常生活活动（ADL）是指人们为了维持生存及适应生存环境而每天必须反复进行的最基本的、最具有共性的活动，包括衣、食、住、行、个人卫生和独立的社区活动所必需的基本活动。日常生活活动能力反映了人们在社会中的基本能力，因而日常生活活动能力的评定是康复医学非常基本和重要的内容之一。

1. 日常生活活动的分类

（1）基本或躯体日常生活活动（BADL）是指每日生活中与穿衣、进食、保持个人卫生等自理活动和坐、站、行走等身体活动有关的基本活动。

（2）复杂性或工具性日常生活活动（IADL）是指人们在社区中独立生活所需的关键性的较高级的技能，如家务杂事、炊事、采购、骑车或驾车、处理个人事务等，常需借助工具进行。

BADL 的内容以躯体功能为主，反映较粗大的运动能力；IADL 含躯体、言语、认知功能等内容，反映较精细的功能。

2. 日常生活活动能力评定的注意事项

（1）评定前应耐心说明检查的方法和目的，以取得老年人的理解与配合。

（2）评定前需对老年人的基本情况如肌力、关节活动范围、平衡能力等有所了解，还应考虑老年人生活的社会环境及其反应性、依赖性等。

（3）重复进行评定时应尽量在同一条件或环境下进行。

（4）分析评定结果时应考虑有关影响因素，如老年人的生活习惯、文化素养、职业、社会环境、评定时的心理状态和合作程度等。

二、日常生活活动能力的评定方法

1. 直接观察法

直接观察法是指检查者亲自观察老年人进行日常生活活动的具体情况，评估其实际活动能力，具体方法是：要求老年人逐项完成每一个日常活动的动作，如"请坐起来""请走几步""请你洗脸""请穿好衣"等。当老年人进行每一项活动时，要注意其能否独立完成；需要他人帮助时，帮助的手段和程度怎样。

采用直接观察法进行检查可以让老年人在实际环境中进行，也可以在日常生活活动能力评定室中进行。日常生活活动能力评定室中的设置必须尽量接近实际生活环境，具有卧室、洗浴室厕所、厨房及相应的家具、餐饮用具、炊具、家用电器及通信设备等，并合理布局以利于老年人操作。

2. 询问法

询问法属于间接评定法，该法是通过询问老年人或其家属了解其各种日常生活活动情况，哪些活动能够进行，哪些活动不能进行。特别是对难以直接观察的动作，只能通过询问获得的结果进行评估，如老年人的大小便控制、个人卫生管理等。

3. 量表法

量表法具有相当的可靠性，并且可使评定结果具有可比性，它是目前临床和科研中最常用的方法。常用的标准化 BADL 能力评定方法为 Barthel 指数；常用的 IADL 能力评定方法为功能活动问卷。

（1）Barthel 指数。Barthel 指数是目前应用最广、研究最多的一种日常生活活动能力的评定方法，它可以用来评定治疗前后的功能状况，也可以用于预测治疗效果及预后，详见表 3-5。

表 3-5　Barthel 指数评分表

日常生活活动项目	自理	需要较小帮助	需要较大帮助	完全依赖
进食	10	5	0	0
洗澡	5	0	0	0
修饰（洗脸、梳头、刷牙、刮脸）	5	0	0	0
穿衣（包括系鞋带等）	10	5	0	0
控制大便	10	5（偶尔能控制）	0（失禁）	0
控制小便	10	5（偶尔能控制）	0（失禁）	0
用厕所（包括擦拭、穿衣、冲水等）	10	5	0	0
床椅转移	15	10	5	0
平地行走 45 m	15	10	5（用轮椅）	0
上下楼梯	10	5	0	0

评分 100 分者为无须依赖，生活完全自理。评分在 61~99 分者为轻度依赖，生活基本自理；41~60 分者为中度依赖，有功能障碍，生活需要帮助；21~40 分者为重度依赖，生活需要很大帮助；20 分以下者为完全依赖，生活完全依赖他人。Barthel 指数得分 40 分以上者康复治疗的效益较大。

（2）功能活动问卷（FAQ）。功能活动问卷主要用于研究社区老年人独立性和轻度老年性痴呆。功能活动问卷评定分值越高表示障碍程度越重，正常标准为 <5 分，≥5 分为异常。功能活动问卷项目较全面，能较好地反映患者在家庭和社会中的独立程度，故在评定 IADL 能力时应首选，详见表 3-6。

表 3-6　功能活动问卷

项目	正常或从未做过，但能做到（0 分）	困难，但可单独完成或从未做过（1 分）	需要帮助（2 分）	完全依赖他人（3 分）
每月平衡收支的能力，算账的能力				
工作能力				

续表

项目	正常或从未做过，但能做到（0分）	困难，但可单独完成或从未做过（1分）	需要帮助（2分）	完全依赖他人（3分）
能否到商店买衣服、杂货和家庭用品				
有无爱好，会不会下棋和打扑克				
会不会做简单的事，如点炉子、泡茶等				
会不会准备饭菜				
能否了解最近发生的事件（时事）				
能否参与讨论和了解电视、杂志的内容				
能否记住约会时间、家庭节日和吃药时间				
能否拜访邻居、自己乘公共汽车去往目的地				

学习单元6　言语功能的评定

学习目标

了解失语症和构音障碍的主要表现

了解失语症和构音障碍的评定方法

一、概述

语言和言语是两个不同的概念，两者有区别，又有密切联系。语言是由词汇和语法构成的符号系统，其表现形式包括口语、书面语和姿势语（手势、表情及手法），是人类区别于其他动物的本质之一。言语是语言的主要内容，是人类运用语言的过程，是用声音来进行的口语交流，即人类说话的能力。

语言障碍是指在口语和非口语的过程中，词语的应用出现障碍，表现为在形成语言的各个环节中，如听、说、读、写单独或多个部分受损所导致的交流障碍。代表性的语言障碍为脑卒中和脑外伤所致的失语症。言语障碍是指口语形成障碍，包括发音困难或不清，嗓音产生困难、气流中断或言语韵律异常等导致的交流障碍。代表性的言语障碍为构音障碍，临床上多见于脑卒中、脑外伤、脑瘫等疾病所致的运动性构音障碍。

失语症是指由于脑功能受损，使原来已获得的语言功能丧失或受损的一种语言障碍综合征。患者在意识清醒、无精神障碍以及严重智能低下的前提下，无感觉缺失和发音肌肉瘫痪，能听见声音，但却丧失了对语言信号意义的理解或表达能力，包括对口语的理解和表达困难，对文字的理解和表达困难，阅读和书写困难，还包括其他高级信号活动的障碍，如计算障碍等。

构音是指将已经组成的词转变成声音的过程，构音障碍是指由于发声器官神经肌肉的器质性病变而引起发声器官的肌肉无力、肌张力异常、运动不协调等，产生发声、发音、共鸣、韵律等言语运动控制障碍，常表现为发声困难、发音不准、咬字不清，声响、音调及速度、节律等异常，鼻音过重等言语、听觉特征的改变。

二、言语功能的评定方法

1. 失语症的评定方法

（1）波士顿诊断性失语症检查法（BDAE）。该检查法是目前英语国家应用较为普遍的一种失语症诊断测验方法。该检查法设计全面，包括语言功能和非语言功能，由 27 个分测验组成，分为 5 个大项目：①会话和自发性言语；②听觉理解；③口语表达；④书面语言理解；⑤书写。该检查法能详细、全面地测出语言各组成部分的功能，既可确定患者失语症严重程度，又可做出失语症分类，还能定量分析患者语言交流水平，并对其语言特征进行分析；缺点是检查时间较长（2~3 小时）。

（2）西方失语症成套检查法（WAB）。该检查法是波士顿诊断性失语症检查法的缩简版，它克服了波士顿诊断性失语症检查法冗长的缺点，可在 1 小时内完成检查，比较省时，且可单独检查口语部分，并能根据结果进行分类。因其内容受语言和文化背景影响较小，稍做修改即可用于我国。

（3）日本失语症检查法（SLTA）。该检查法由日本失语症研究会设计完成，由听、说、读、写、计算五个大项目组成，共包括 26 个分测验，按 6 个级别评分。在图册检查设计上以多图选一的形式，避免了患者对检查内容的熟悉，使检查更加客观。此法易于操作，对训练有重要的指导作用。

（4）我国的汉语语言功能检测法

1）汉语标准失语症检查法（CRRCAE）。该检查法由中国康复研究中心语言治疗科参考日本失语症检查法，结合汉语的语言特点和中国人的文化习惯制成，也称中国康复研究中心失语症检查法，只适合成人失语症人群。

2）汉语失语症成套测验（ABC）。该测验包括自发谈话、复述、命名、理解、阅读、书写、结构与视空间、运用和计算 9 个大项目，并规定了评分标准。1988 年开始用于临床，是国内目前较常用的失语症检查方法之一。

2. 构音障碍的评定方法

（1）由中国康复研究中心制定的构音障碍评定法，包括构音器官检查和构音检查两大方面，通过检查可以判断患者是否存在构音障碍及障碍的种类和程度，并且推定疾病或损伤的部位，为制订治疗计划提供依据。

1）构音器官检查。构音器官检查的目的是通过检查构音器官的形态及粗大运动，确定构音器官是否存在器质性异常和运动异常。方法是在观察安静状态下构音器官的同时，通过指示或模仿，让其做粗大运动。

2）构音检查。构音检查是以普通话为标准音，结合构音类似运动，对患者言语水平及异常进行系统评定，以发现异常构音。

（2）FrenChay 构音障碍评定法。该方法通过对构音器官的解剖、生理和感觉检查，多方面描述构音的状况，内容包括咳嗽反射、吞咽反射、呼吸、言语等 8 个项目 26 个分测验，每项检查的结果可以分成 9 级，并把结果划在总结图上，由此可以清晰地看出功能受损部位及受损程度。

3. 言语失用症

言语失用症是一种言语运动性疾病，它是由于大脑的损伤而引起的言语肌肉系统不能随意地、有目的地活动而引起的言语障碍。其语音错误包括语音的省略、替代、遗漏、变音、增加和重复。患者大多能意识到自己的发音错误，似乎总在摸索正确的发音位置及顺序，且有意识说话时出现错误，而无意识说话时反而正确。常见的病因是急性脑血管病、脑肿瘤、颅脑外伤、颅内感染等。

学习单元 7　心理功能的评定

了解智力测验、人格测验和情绪测验的方法

一、概述

老年人由于生理功能的衰退，代谢能力差，机能储备能力降低，对外界环境的适应能力及抵抗能力均下降，容易患各种疾病。无论是急慢性疾病还是躯体残疾都会或多或少地造成心理障碍，因此在老年人康复过程中，心理功能的评定是不可缺少的。

心理功能评定是指利用心理学理论和技术对人的各种心理特征进行量化概括，检查其是否存在心理功能障碍以及表现在哪些方面。康复医学中常用的心理功能评定方法包括智力测验、人格测验、情绪测验。

二、心理功能的评定方法

1. 智力测验

智力测验是通过测验来衡量个体智力水平高低的科学方法，是常用的心理测验手段之一，通常用智力商数（简称智商，IQ）表示智力水平的高低。评定方法多采用韦克斯勒智力量表（简称韦氏智力量表）。

2. 人格测验

人格测验的方法有很多，最常用的为问卷法（也称自陈量表法）和投射法。问卷法有艾森克人格问卷（EPQ）、明尼苏达多相人格测验调查表、卡特尔人格问卷等；投射法有罗夏墨迹测验、文字联想测验等。

3. 情绪测验

情绪是人对客观事物所持态度在内心产生的体验，有快乐、悲哀、焦虑、抑郁、恐惧等。最常见的不良情绪为焦虑和抑郁。

（1）焦虑。焦虑是对刺激产生不适当的、严重的、长时间的恐惧、焦急和忧虑反应的异常情绪。常用的焦虑评定量表有汉密尔顿焦虑量表（HAMA）、Zung 焦虑自评量表等。

（2）抑郁。抑郁通常伴有无助感、无用感甚至负罪感，以及异常疲劳、哭闹等行为问题，或伴有食欲降低、体重减轻、失眠、易醒或睡眠过多、性欲减退等生理方面的问题，甚至反复出现轻生的念头或有自杀行为等，每次发作持续至少 2 周以上，长者可达数年。常用的抑郁评定量表包括汉密尔顿抑郁量表、Zung 抑郁自评量表等。

学习单元 8　心肺功能的评定

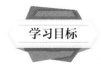

了解心肺功能评定的意义
了解心肺功能的评定方法

知识要求

一、概述

老年人由于生理功能和疾病的因素导致其心肺功能有不同程度的减退，表现为呼吸力量减弱、肺容量降低、心肌收缩力减弱、心肌区血液灌注不足等，难以满足老年人日常活动的需要。因此，对老年人进行以有氧运动为主的运动训练前，应首先对老年人的心肺功能进行客观监测和评价，全面了解老年人心肺功能的状况，制订适合老年人生理特点的训练计划，从而安全有效地开展康复训练。

二、心肺功能的评定方法

1. 心脏功能评定

（1）美国纽约心脏病学会心脏功能分级（NYHA）。该方法根据患者自觉的活动能力划分为 4 个等级。

1 级：活动量不受限制，平时一般活动后引起疲乏、心悸、呼吸困难或心绞痛。

2 级：体力活动受到轻度限制，休息时无自觉症状，但平时一般活动后可出现疲乏、心悸、呼吸困难或心绞痛。

3 级：体力活动明显受到限制，小于平时一般活动即引起上述症状。

4 级：不能从事任何体力活动，休息状态也可能出现心力衰竭的症状，体力活动后加重。

这种分级方案的优点是简便易行；缺点是仅凭患者的主观陈述，有时症状与客观检查有很大差距。鉴于此，1994 年美国心脏病学会（AHA）对这种心脏功能分级方案进行了修订，即根据心电图、运动负荷试验、超声心动图等来评估心脏病变的严重程度，分为 A、B、C、D 4 个等级。

A 级：无心血管病的客观证据。

B 级：有轻度心血管病的客观证据。

C 级：有中度心血管病的客观证据。

D 级：有重度心血管病的客观证据。

（2）心电运动试验。心电运动试验是以心电图为主要测试手段，通过逐渐增加运动负荷，借助试验前、中、后心电图、症状和体征的变化来判断心肺功能的试验方法。

2. 肺功能评定

（1）主观呼吸功能障碍程度评定。该方法根据患者有无出现气短、气促症状为标准，将呼吸功能分为 6 个等级。

0 级：虽存在不同程度的呼吸功能减退，但活动如常人。日常生活能力不受影响，和常人一样，并不过早出现气短、气促。

1 级：从事一般劳动时出现气短，但常人尚未出现气短。

2 级：平地步行不气短，步行速度较快或上楼、上坡时，同行的同龄健康人不感到气短而自己有气短。

3 级：慢走不到百步即感到气短。

4 级：进行讲话或穿衣等轻微动作时有气短。

5 级：安静时也出现气短，无法平卧。

（2）肺容量的评定。该方法有潮气量、补吸气量、补呼气量、残气量、肺活量、肺总量等评价指标。

（3）肺通气量的评定。该方法有最大通气量、用力肺活量等评价指标。

（4）有氧代谢能力的评定。该方法反映有氧代谢能力最常用的指标为最大吸氧量。最大吸氧量是指人体在运动时所能摄取的最大氧量，是临床上综合反映心肺功能状态和体力活动能力的最佳生理指标。

学习单元 9　生存质量的评定

学习目标　　了解生存质量的定义及其常用评定方法

知识要求

一、概述

生存质量又称为生活质量、生命质量。按照世界卫生组织生存质量研究组的定义，生存质量是指"不同文化和价值体系中的个体对他们的目标、期望、标准以及所关心的事情有关的生存状况的体验"，是一个相对于生命数量（寿命）而言的概念，是一种个体的主观评价。

由于不同的文化背景和理念，人们对生存质量涵义的理解不尽相同，但以下几点得到较为普遍的认同：①生存质量是建立在一定的文化价值体系之上的；②生存质量是一个多维概念，包括生理功能、心理功能及社会功能等；③生存质量是评价主观感受，应由被测试者自评。

根据世界卫生组织的标准，生存质量至少应该包括躯体功能、心理功能、自理能力、社会关系、生活环境、宗教信仰与精神寄托 6 大方面。

二、生存质量的评定方法

1. 世界卫生组织生存质量测定量表（WHOQOL—100 量表）

该量表涉及生存质量 6 大方面的 24 个小方面。为了便于操作，世界卫生组织还研制了只有 26 个条目的简表——世界卫生组织生存质量测定量表简表（WHOQOL—BREF 量表）。

2. 简明调查问卷—36 项（SF—36）

简明调查问卷是目前公认的具有较高信度和效度的普适性生存质量评价量表之一。整个评定耗时 5~10 分钟。

3. 健康生存质量表（QWB）

健康生存质量表内容包括日常生活活动、走动或行动，躯体性功能活动，社会功能活动等方面，比较全面。

4. 疾病影响程度量表（SIP）

疾病影响程度量表内容包括活动能力、独立能力、情绪行为、警觉行为、饮食、睡眠、休息、家务、文娱活动等方面，用以判断伤病对躯体、心理、社会健康造成的影响。

5. 生活满意度量表（LSR）

生活满意度量表有 5 个项目的内容，将生活满意程度分为 7 个等级，从对表述的完全不同意到完全同意，中间有对各程度轻重不一的判断，用来评价生活的满意程度。

本章思考题

1. 简述康复护理评定的目的与常用方法。

2. 常见的异常步态有哪些？

3. 日常生活活动包含哪些方面？

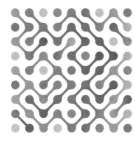

第4章

康复护理技术

第1节　康复护理环境

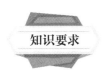

康复护理环境是利于实施康复目标的重要措施之一，护理员应当重视康复护理环境的创造和选择。康复环境包括设施环境、人文关怀。

一、康复护理的环境设施要求

1. 建筑物内的无障碍设施

（1）居室要求

1）室内地板不应打蜡，尽量去除地毯。

2）卧室内桌前、柜前和床的一侧应有1.6 m的活动空间，方便轮椅可360°旋转以满足各种需要。

3）床头一侧有柜子，与床应有1 m的间隔，以便轮椅进入。

4）坐在轮椅上的人，手能触及的最大高度为1.22 m左右，因此衣柜内挂衣架的横木高度应≤1.2 m，衣柜深度应≤60 cm。

5）墙上电灯开关高度应<92 cm，墙上的电源插座与地面的距离应>30 cm。

6）写字台的设计要考虑到轮椅乘坐者的双腿能伸入，以 45 cm 为宜，台面的高度应离地面 70~75 cm。

7）房间的窗户应低于一般窗户的高度，不影响轮椅乘坐者的视线，使其可观望到户外的景色，以减轻行动不便老年人的心理障碍。

（2）洗浴室和厕所要求

1）洗手池的底部应>68 cm，便于轮椅乘坐者双腿进入池底，接近水池洗手和洗脸；水龙头开关最好用长柄式，便于操作。

2）浴盆的高度应与轮椅的高度一致，一般为 40~45 cm，浴盆一端应设30 cm 高的洗浴坐台，在浴盆附近应安装安全扶手；淋浴应采用冷热水混合器。

3）厕所门宽应≥80 cm，厕所内应留出 1.5 m×1.5 m 的空间，以便轮椅回转；厕所内应安装坐便器，坐便器旁边应安装安全扶手。

（3）居室门要求。门的有效宽度至少为 85 cm，且应设计为轨道推拉式；门的把手应改造为向外延伸的横向把手，便于开关。

（4）居室外的环境要求

1）出入口的内外应留有 1.5 m×1.5 m 的空间，出口应设计为斜坡形，倾斜角度在 5°左右，或每长 30 cm 升高 2.5 cm，宽为 1~1.4 m，坡的表面要防滑。

2）电梯是必须具备的，否则乘轮椅者无法上、下楼梯，电梯门宽应≥80 cm，电梯内的面积应≥1.5 m×1.5 m。

3）一个人和一个轮椅通过所需的过道宽度为 1.2 m，迎面或同时通过两个轮椅的过道宽度应为 1.8 m；单拐步行时所需过道的宽度为 70~90 cm，双拐步行时需 90~120 cm。

2. 建筑物外的无障碍设施

（1）非机动车车行道。其纵坡和宽度应满足手摇三轮车乘坐者通过，路宽一般≥2.5 m。

（2）人行道。人行道应设置缘石坡道，正面坡中的缘石外露高度应≤20 mm，宽度应≥1.2 m，缘石坡道的表面应平整而粗糙；人行道空中悬挂物距离地面的高度应≥2.2 m。人行道必须方便三轮车、轮椅通过，且方便视力不佳的老年人通过。

（3）花园、户外活动广场、道路等设施均应满足手摇三轮车和轮椅乘坐者通过。

二、康复护理的人文关怀

良好的人文关怀可以有效地增进康复疗效，其主要是针对老年人的情绪、意志、信心、理念等，采取各种措施形成一种有利健康的心理护理。人文关怀需要护理员在日常生活中为老年人创造良好的生活氛围，并采取一系列康复护理措施来满足老年人的心理需求。康复护理的人文关怀有如下要求：

1. 护理员本身要有良好的心理素质。

2. 护理员要关心和理解老年人，给予其积极的支持和鼓励。

3. 避免将情绪低落的老年人安排在同一房间，以免产生消极影响。

4. 对于有言语障碍的老年人，尽量采用简便的方式与其交流，减少他们的心理负担。

第 2 节　物理因子治疗技术

熟悉常用物理因子治疗方法的原理
熟悉常用物理因子治疗方法的治疗作用和适应证

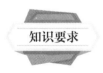

一、概述

物理因子治疗技术是指利用自然或人造的各种物理因素（如力、电、声、光、磁、热等）预防和治疗伤病的治疗技术，它可以提高老年人的健康水平，预防和治疗疾病，促进病后机体康复，延缓衰老。

二、物理因子治疗技术的方法

1. 低频电疗法

医学上把频率 1 000 Hz 以下的脉冲电流称作低频电流或低频脉冲电流，应用这种低频电流来治疗疾病的方法称为低频电疗法。低频电疗法包括感应电疗法、神经肌肉电刺激疗法、经皮电神经刺激疗法等。

（1）感应电疗法。应用感应电流治疗疾病的方法称为感应电疗法。

1）治疗作用。具有防治肌萎缩、训练肌肉做新的动作、防治软组织粘连、促进肢体血液和淋巴循环、镇静止痛以及电兴奋治疗的作用。

2）适应证。适用于肌肉失用性萎缩、肌张力低下、软组织粘连、四肢血液循环障碍、声嘶、便秘、尿潴留、癔症等。

（2）神经肌肉电刺激疗法。应用低频脉冲电流刺激骨骼肌或平滑肌以恢复其运动机能的方法，称为神经肌肉电刺激疗法或电体操疗法。

1）治疗作用。具有治疗失用性肌肉萎缩、增加和维持关节活动度、增强肌肉再训练和易化作用、减轻肌肉痉挛、促进失神经支配肌肉的恢复、强壮健康肌肉、替代矫形器或肢体和器官已丧失功能的作用。

2）适应证。适用于神经失用症，肌肉失用性萎缩，肌腱移植等手术后姿势性肌肉软弱，因长期卧床、活动减少等所致的轻度静脉回流不畅，下运动神经元病损所致的失神经支配肌肉者，脑血管意外、小儿脑瘫、产后引起的痉挛性瘫痪，多发性硬化性瘫痪，脑外伤、脊髓外伤引起的痉挛性瘫痪（完全性脊髓损伤除外），帕金森病等。

（3）经皮电神经刺激疗法（TENS）。应用低频脉冲电流刺激治疗疼痛的无损伤性治疗方法称为经皮电神经刺激疗法。

1）治疗作用。具有镇痛，改善局部血液循环，促进骨折、伤口愈合，降低肌张力的作用。

2）适应证。适用于各种急慢性疼痛，如各种神经痛、头痛、关节痛、肌肉痛、术后伤口痛、牙痛、癌痛、肢端痛、幻肢痛等，也可用于治疗骨折后愈合不良等。

2. 中频电疗法

临床上应用频率为 1 000 ～ 100 000 Hz 的脉冲电流治疗疾病的方法称为中

频电疗法。中频电疗法包括：等幅中频电疗法，调制中频电疗法，干扰电疗法。

（1）等幅中频电疗法。等幅中频电疗法是采用频率为 1 000 ~ 100 000 Hz，波形为等幅正弦的中频电流治疗疾病的方法，其中频率为 1 000 ~ 20 000 Hz 的等幅中频正弦电疗法称为音频电疗法。

1）治疗作用。具有镇痛、消肿、软化瘢痕、松解粘连、消炎、调节神经系统功能、兴奋神经肌肉的作用，若音频电叠加直流电导入药物离子可以提高药物离子导入人体的速度和数量。

2）适应证。适用于组织增生、疼痛、炎症、平滑肌张力低下等。

（2）调制中频电疗法。调制中频电疗法是一种使用低频调制中频电流的方法，具有低、中频电流的特点和治疗作用。

1）治疗作用。具有止痛、改善局部血液循环、促进淋巴回流、锻炼肌肉、调节中枢及外周神经伤病、调节自主神经的作用。

2）适应证。适用于疼痛、中枢与外周伤病、血管神经性头痛、胃十二指肠溃疡、脊髓损伤引起的神经源性膀胱功能障碍、张力性尿失禁、尿潴留、慢性胆囊炎、慢性前列腺炎等。

（3）干扰电疗法。将两组或三组不同频率的中频电流交叉输入人体，在体内发生干扰后产生低频调制的中频电流，这种电流称作干扰电流，应用这种干扰电流治疗疾病的方法称为干扰电疗法。

1）治疗作用。具有消炎、镇痛、消肿、调节新陈代谢、治疗和预防肌肉萎缩、调节自主神经与调整内脏功能、促进骨折愈合的作用。

2）适应证。适用于骨关节伤病与软组织疾病，神经系统、消化系统、泌尿系统、循环系统等相关疾病，以及肌力低下、肌肉萎缩等其他慢性炎症等。

3. 高频电疗法

高频电疗法是应用频率>100 kHz 的交流电高频电流作用于人体以治疗疾病的方法。高频电流产生热效应和非热效应，有止痛、消炎、改善局部血液循环的作用。

（1）超短波疗法。超短波疗法是指采用波长在 1~10 m、频率在 30~300 MHz 的高频电容场电疗法进行治疗。其作用于机体主要产生热效应和非热效应。

1）治疗作用。具有消炎、止痛、解痉、治癌、加速组织生长修复的作用，非热效应可以影响神经兴奋性、提高免疫系统功能。

2）适应证。适用于炎症、疼痛、血管和自主神经功能紊乱、消化系统疾病、软组织及骨关节疾病、烧伤、冻伤、溃疡、急性肾功能衰竭等。

（2）微波疗法。微波疗法采用的是波长在 1 mm～1 m、频率在 300～300 000 MHz 的特高频电流，波段接近光波，介于红外线与超短波之间。可根据波长范围分为分米波、厘米波、毫米波。

1）治疗作用。具有消炎、止痛、促进上皮生长、加速伤口和溃疡愈合、促进骨痂生长、加速骨折愈合、降低血压、增强免疫功能、抑制肿瘤细胞的作用。

2）适应证。适用于肌肉、关节和关节周围软组织的炎症和损伤，急性软组织化脓性炎症，慢性和亚急性炎症，内脏疾病，神经系统疾病等。

4. 光疗法

光疗法是利用人工光源或自然光源防治疾病和促进机体康复的治疗方法。光疗法包括红外线疗法、紫外线疗法、激光疗法等。

（1）红外线疗法。在光谱中波长范围在 760 nm～400 μm 之间的不可见光线称为红外线。应用红外线防治疾病和促进机体康复的治疗方法称为红外线疗法。

1）治疗作用。具有缓解肌肉痉挛、镇痛、改善局部血循环、促进组织再生、减轻术后粘连、软化瘢痕的作用。

2）适应证。适用于慢性炎症、神经性皮炎、神经根炎、周围神经损伤、多发性末梢神经炎、痉挛性或弛缓性麻痹、骨性关节炎、扭挫伤、软组织损伤、术后粘连、注射后硬结、瘢痕挛缩等。

（2）紫外线疗法。紫外线是指光谱范围在 180～400 nm，位于紫光之外的不可见光线。应用紫外线防治疾病和促进机体康复的治疗方法称为紫外线疗法。

1）治疗作用。具有消炎、镇痛、杀菌、抗佝偻病和骨软化症、脱敏、促进伤口愈合、调节机体免疫功能、改善局部血液循环的作用。

2）适应证。适用于各种开放和闭合的皮肤创伤、局部化脓性感染、静脉炎、肋软骨炎、急性神经痛、急性关节炎、带状疱疹、伤口愈合不良、佝偻病、软骨病、银屑病、白癜风、免疫功能障碍性疾病、变态反应性疾病等。

（3）激光治疗。激光为光波受激辐射产生。应用激光技术防治疾病和促进机体康复的治疗方法称为激光疗法。

1）治疗作用。具有促进代谢和组织修复、镇痛、调节血液和内分泌功能、调节神经功能的作用。

2）适应证。低、中能量激光治疗器，可治疗内科、外科、妇科、皮肤科、口腔科的一些疾病；高强能量激光治疗器，可根据不同的输出频率治疗相应的疾病。

5. 超声波疗法

超声波频率在 20 kHz 以上，是一种不能引起正常人听觉反应的机械振动波。应用超声波作用于人体以达到治疗目的的物理治疗方法称为超声波疗法。

（1）治疗作用。高强度、大剂量（>3 W/cm^2）有抑制、破坏作用，造成不可逆性组织形态学变化；低强度、中小剂量（0.1～2.5 W/cm^2）有刺激、调节作用，不引起或仅引起轻微的可逆性组织形态学变化。

（2）适应证。适用于支气管炎、慢性胃炎、便秘、软组织损伤、颈肩痛、盆腔炎、附件炎、脑神经麻痹、脑血管意外后遗症、神经性皮炎、中心性视网膜炎、鼻窦炎、耳鸣等。

6. 磁疗法

磁疗法是利用磁场作用于人体穴位、局部或者全身，以达到治疗疾病目的的方法。

（1）治疗作用。具有止痛、促进骨折愈合、消炎、消肿、镇静、软化瘢痕的作用。

（2）适应证。适用于外科（软组织损伤、外伤性血肿、颈椎病、术后痛、骨性关节炎等）、内科（风湿性/类风湿关节炎、三叉神经痛、神经性头痛、神经衰弱等），以及其他疾病（皮肤溃疡、耳鸣、耳聋、颞下颌关节功能紊乱等）。

7. 石蜡疗法

石蜡疗法（见图 4-1）是利用加热熔解的石蜡作为传导热的介质，将热能传至机体，达到治疗作用的一种方法。

（1）治疗作用。具有改善局部血液循环，促进水肿、炎症消散，促进上皮组织生长、创面愈合，软化瘢痕组织的作用。

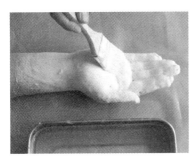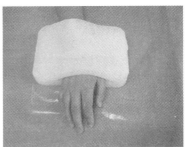

● 图 4-1　石蜡疗法

（2）适应证。适用于软组织扭挫伤，颈椎病，腰椎间盘突出症，慢性关节炎，外伤性关节疾病，术后、烧伤、冻伤后软组织粘连，瘢痕及关节挛缩，关节纤维性强直，慢性肝炎，胆囊炎，胃肠炎，胃或十二指肠溃疡，慢性盆腔炎，周围神经外伤，神经炎，神经痛，神经性皮炎等。

8. 冷疗法

冷疗法是应用比人体温度低的物理因子（冷水、冰块等）刺激皮肤或黏膜以治疗疾病的一种物理治疗方法。

（1）治疗作用。具有减轻局部充血和出血、减轻疼痛、消除肿胀、控制炎症扩散、降低体温、减少继发性损伤的作用。

（2）适应证。适用于疼痛和痉挛、各种创伤急性期、神经系统疾病、各种急性炎症早期、末梢血管疾病、内脏出血、烧伤的急救治疗、局限性急性皮炎、瘙痒症等。

三、注意事项

1. 注意核对老年人的姓名、病史、治疗部位等，并向其交代治疗时的感觉。

2. 老年人感觉功能下降，注意调节治疗剂量，以免发生皮肤损伤。

3. 佩戴有心脏起搏器等的老年人禁用或慎用该治疗技术。

4. 注意用电安全，勿发生触电事故。

第 3 节 运动疗法

学习单元 1 关节活动训练

了解关节活动训练的种类及作用

能够帮助老年人进行关节活动训练

一、概述

老年人在长期卧床的情况下，肌力逐渐下降，不仅会造成肢体无力，严重者还会产生关节僵硬、变形，严重影响老年人的自理能力，所以卧床患者应尽可能地进行肢体活动以防止废用综合征的发生。卧床且能力较好者，自己可以进行关节的主动活动；卧床但能力较差或病情严重者，则需要进行关节被动活动。

主动活动是指患者在没有辅助的情况下，自己独立完成的关节活动。其可以促进血液循环，也具有温和的牵拉作用，能松解粘连组织，有助于保持和增加关节活动范围。最常见的主动活动是各种徒手体操。

被动活动是指患者完全依靠外力帮助而完成关节活动的一种运动，通常是护理员根据关节运动学原理来实施完成的。其具有维持关节现有的活动范围、预防关节挛缩的作用。

二、关节活动训练的方法

1. 肩关节活动方法

（1）肩关节被动活动方法

1）肩关节前屈。患者取仰卧位，两臂放于体侧，护理员站于患侧，一手握患者肘部，另一手握患者前臂，缓慢地将患肢抬起，经体前向头的方向运动到最大范围，如图 4-2 所示。

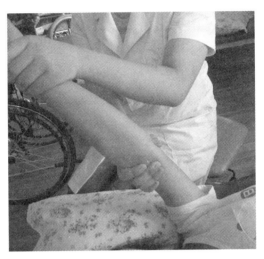

● 图 4-2　肩关节前屈

2）肩关节后伸。患者取侧卧位，护理员站于患者背后，一手放在患者肩部，另一手托着患者前臂，缓慢地将患肢后伸至最大范围，如图 4-3 所示。

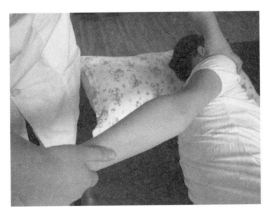

● 图 4-3　肩关节后伸

3）肩关节外展和内收。患者取仰卧位，护理员站于患侧，一手握患者肘部，另一手握患者前臂，缓慢地将患肢放于患者头侧为外展，如图 4-4 所示，恢复原位则为内收。注意患肢外展到 90°时必须将肩部外旋，才能完成全范围的外展。

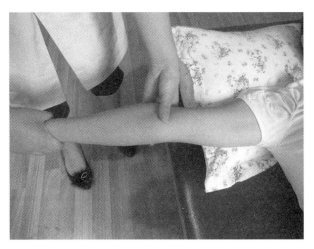

● 图 4-4　肩关节外展

4）肩关节水平外展和内收。患者取仰卧位，患肩位于床沿，护理员站于患侧，一手握患者肘部，另一手握患者前臂，缓慢地将患肢沿水平面外展到 90°，先向地面方向活动上肢完成水平外展，如图 4-5 所示，再将患肢抬起向身体内侧运动，完成水平内收，如图 4-6 所示。

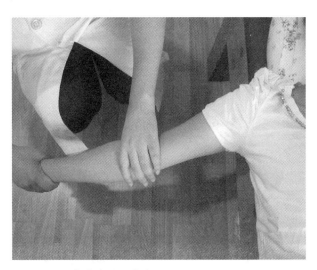

● 图 4-5　肩关节水平外展

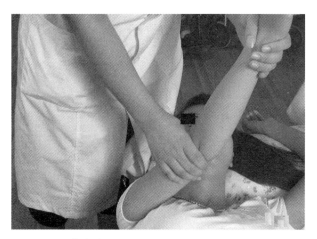

● 图 4-6　肩关节水平内收

5）肩关节内旋和外旋。患者取仰卧位，患侧肩外展 90°，肘屈曲 90°，护理员站于患侧，一手固定患者肘关节，一手握住患者前臂，以肘关节为中心将前臂向患者足的方向转动完成内旋，如图 4-7 所示，或向患者头的方向转动完成外旋，如图 4-8 所示。

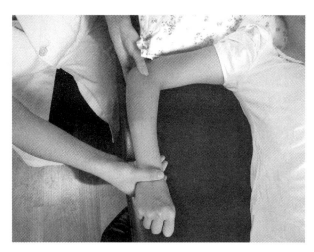

● 图 4-7　肩关节内旋

6）肩胛骨被动活动。患者取侧卧位，患侧在上，护理员面对患者，一手放在患者肩部，另一手穿过患者患肢下方固定肩胛下角，两手同时用力帮助患者肩胛骨向上、下、内、外方向运动，如图 4-9 所示。

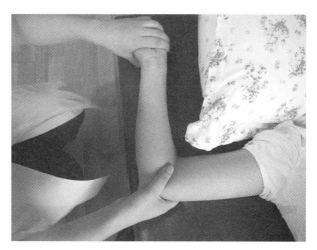

● 图 4-8　肩关节外旋

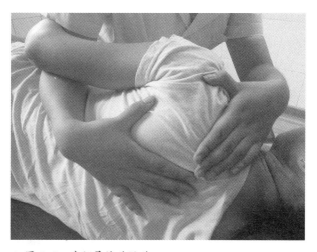

● 图 4-9　肩胛骨被动活动

（2）肩关节主动活动方法。患者徒手或借助器械主动完成肩关节各个方向的运动。练习时要求动作平稳，每个动作必须达到关节最大的活动范围。

2. 肘关节活动方法

（1）肘关节被动活动方法

1）肘关节屈伸。患者取仰卧位，两臂放于体侧，护理员站于患侧，一手托着患者肘后部，另一手握住患者腕部，缓慢地将患者肘关节屈曲和伸展到最大范围，如图 4-10 所示。

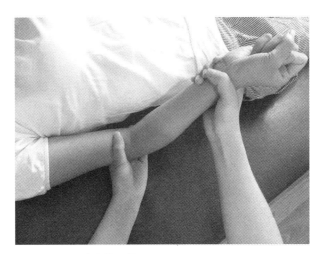

● 图 4-10　肘关节屈伸

2）前臂旋转。患者取仰卧位，患侧肩外展，肘屈曲 90°，护理员站于患

侧，一手托着患者肘后部，另一手握住患者
前臂远端，缓慢地帮助患者做前臂旋前（向
内转动前臂）和旋后（向外转动前臂）运
动，如图 4-11 所示。

（2）肘关节主动活动方法。患者主动屈
曲肘部使双手向身体靠拢，接触肩部后再伸
直肘部返回，或者将前臂置于治疗桌上，做
手掌心向下和向上的翻转运动。

3. 腕关节活动方法

（1）腕关节被动活动方法。患者取仰卧
位或坐位，肘关节屈曲，护理员一手固定患
者前臂远端，另一手握住患者手掌，缓慢地
帮助患者做腕关节的屈曲、伸展、尺偏、桡
偏等运动，如图 4-12~图 4-15 所示。

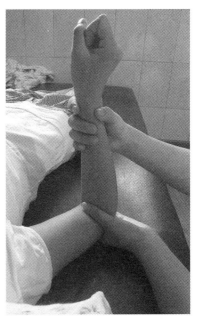

● 图 4-11　前臂旋转

（2）腕关节主动活动方法。患者主动用
力进行腕关节的屈曲、伸展、尺偏、桡偏等运动。

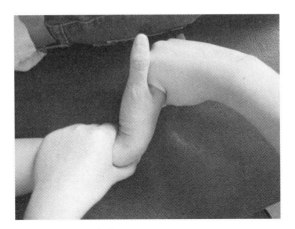

● 图 4-12　腕关节屈曲

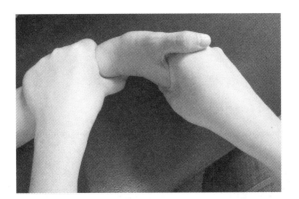

● 图 4-13　腕关节伸展

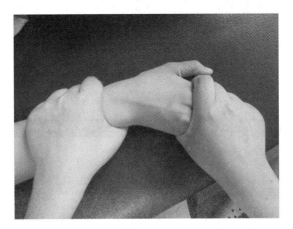

● 图 4-14　腕关节尺偏

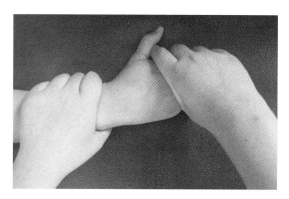

● 图 4-15 腕关节桡偏

4. 手指关节活动方法

（1）手指关节被动活动方法。患者取仰卧位或坐位，前臂旋前，护理员一手握住患者手掌，另一手握住患者手指，使患者手指屈曲做握拳运动，然后再使患者各手指张开、伸展。

进行以上被动活动时，需特别注意做拇指的屈曲、伸展以及对掌、对指等被动活动的训练，如图 4-16、图 4-17 所示。

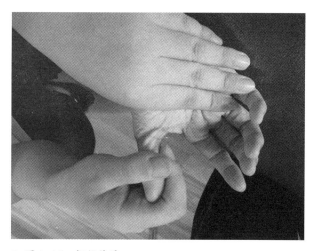

● 图 4-16 拇指伸展

（2）手指关节主动活动方法。患者结合日常活动来训练手指及指间关节的屈曲、伸展活动。尤其注意训练拇指的屈曲、伸展以及对掌、对指活动。

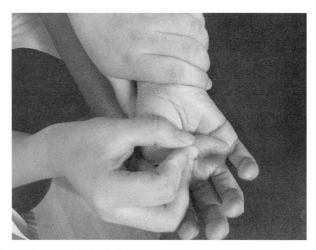

● 图 4-17　拇指对掌

5. 髋关节活动方法

（1）髋关节被动活动方法

1）髋关节屈曲。患者取仰卧位，护理员站于患侧，一手托住患者膝部，另一手握住患者踝关节，使患者下肢做屈髋、屈膝运动，患侧大腿前部尽量靠近腹部，如图 4-18 所示。

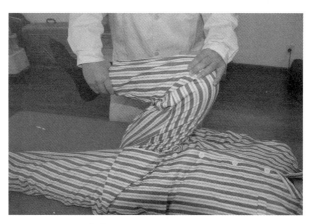

● 图 4-18　髋关节屈曲

2）髋关节伸展。患者取俯卧位，护理员站于患侧，一手固定患者臀部，另一手伸入患者大腿下方，并用前臂将患侧下肢向上托起，以被动向后伸展髋部，如图 4-19 所示。

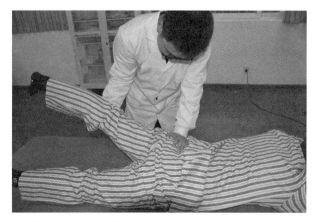

● 图 4-19　髋关节伸展

3）髋关节内收、外展。患者取仰卧位，下肢取中立位，护理员一手握住患者踝关节，另一手托在患者膝下，两手同时用力使患者髋关节做外展运动，如图 4-20 所示，返回则为髋内收运动。

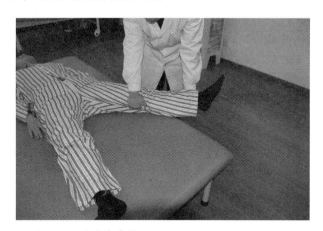

● 图 4-20　髋关节外展

4）髋关节内旋、外旋。患者取仰卧位，下肢伸直，护理员一手固定患者膝部，另一手握住患者踝部，双手用力将患侧下肢托起至屈髋、屈膝 90° 位，然后以髋关节为轴将小腿向外运动完成髋内旋，如图 4-21 所示，或将小腿向内运动完成髋外旋，如图 4-22 所示。

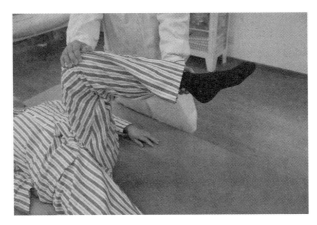

● 图 4-21　髋关节内旋

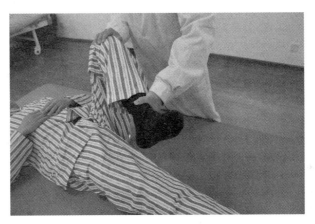

● 图 4-22　髋关节外旋

（2）髋关节主动活动方法。髋关节主动活动主要是完成髋关节的屈曲、伸展、内收、外展、内旋、外旋等运动，如患者在仰卧位主动完成直腿抬高运动，如图 4-23 所示；或取站立位一手扶着支撑物，两侧下肢交替前后或向侧方摆动，如图 4-24 所示；或坐在椅子上同时屈髋屈膝将大腿上抬。

6. 膝关节活动方法

（1）膝关节被动活动方法。患者取仰卧位，护理员站于患侧，一手放在患者膝部后面，另一手握住患者踝关节，双手共同用力将患侧下肢抬起并做屈髋屈膝运动，患者膝关节充分屈曲后再在髋关节屈曲的状态下使膝关节伸直，如图 4-25 所示。

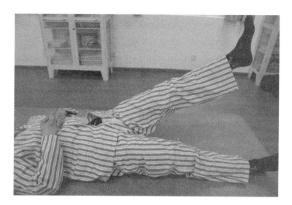

● 图 4-23　仰卧位直腿抬高运动

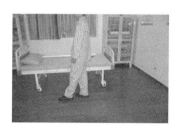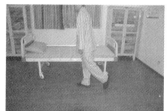

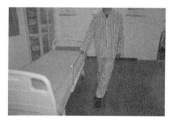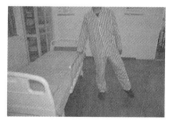

● 图 4-24　站立位下肢交替前后或向侧方摆动

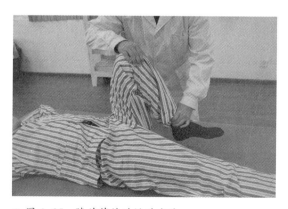

● 图 4-25　膝关节被动活动方法

（2）膝关节主动活动方法。患者取坐位或卧位，膝关节主动用力完成屈曲、伸展运动，如图 4-26 所示。

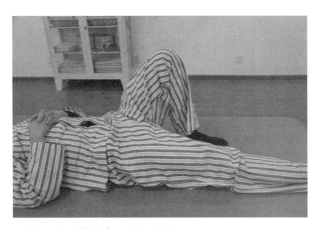

● 图 4-26　膝关节主动活动方法

7. 踝关节活动方法

（1）踝关节被动活动方法

1）踝关节背屈。患者取仰卧位，下肢伸展，护理员一手放在患者踝关节上方固定患者小腿，另一手握住患者足跟，并使患足放于护理员的前臂上，护理员前臂向患者头端推压患足使踝关节完成背屈运动，如图 4-27 所示。

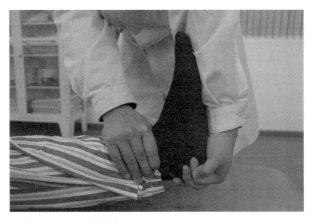

● 图 4-27　踝关节背屈

2）踝关节跖屈。患者取仰卧位，下肢伸展，护理员一手放在患者踝关节上方固定患者小腿，另一手握住患者足背并向下压，使踝关节完成跖屈运动，如图 4-28 所示。

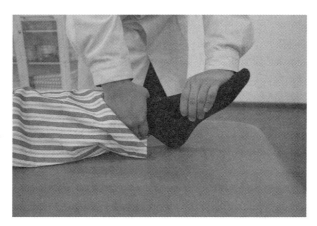

● 图 4-28　踝关节跖屈

3）踝关节内翻、外翻。患者取仰卧位，下肢伸展，护理员一手固定患者踝关节，另一手握住患者足跟，使足底向内侧转动完成内翻，如图 4-29 所示，或向外侧转动完成外翻，如图 4-30 所示。

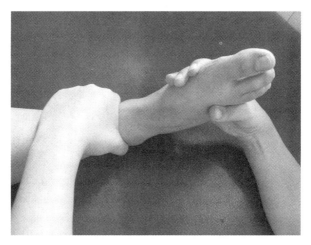

● 图 4-29　踝关节内翻

（2）踝关节主动活动方法。患者取坐位或卧位，主动完成踝关节的各种运动。

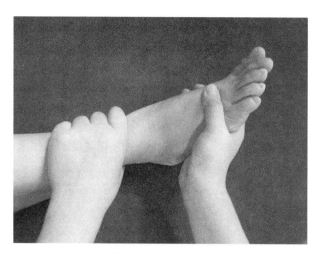

● 图 4-30 踝关节外翻

8. 足趾活动方法

（1）足趾被动活动方法。患者取仰卧位，踝关节取中立位，护理员一手握患者足趾近端以固定，另一手放在远端，帮助足趾向足底方向或足背方向运动，如图 4-31 所示。

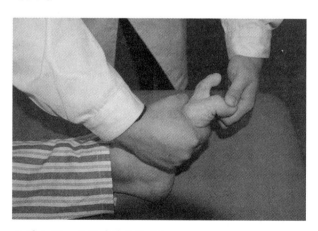

● 图 4-31 足趾被动活动方法

（2）足趾主动活动方法。患者取坐位或卧位，主动完成足趾的各种运动。

三、注意事项

1. 在不加重病情、疼痛的情况下，应尽早进行老年人关节的被动活动。

2. 进行被动活动时，必须熟悉关节结构、运动方向及关节活动范围的正常值。

3. 训练前叮嘱老年人做好准备工作，换好舒适的衣裤和鞋袜，排空大小便。

4. 训练中要鼓励老年人，使其对关节活动充满信心，主动配合康复训练。

5. 每次训练要从大关节逐步到小关节，上肢从肩关节开始到肘关节、手指关节，下肢从髋关节到膝关节。

6. 每个关节都必须进行全方位、全范围的关节活动，每日 3~5 遍。

7. 注意观察老年人的一般情况，保证安全并做好记录。

学习单元 2　肌力训练

了解肌力训练的基本情况

熟悉肌力训练的方法及注意事项

一、概述

肌力是指人体肌肉收缩时所产生的力量。肌力训练是指根据患者肌肉现有的水平，采用科学的手段促使肌肉反复收缩，使之产生适应性的变化，以提高肌肉收缩力量的一种锻炼方法。有目的地进行肌力训练能有效恢复肌肉的功能，还可以保护关节、支撑脊柱、防止继发性损伤。

二、肌力训练的方法

1. 被动运动训练

肌力在 0~1 级时，通常可徒手或使用器械对肌肉进行刺激，例如用按摩手法（推、捏、揉、拿）或电刺激等诱发瘫痪肌肉的主动收缩，以延缓肌肉萎缩。

2. 助力运动训练

肌力在 1~2 级时，可以采用助力运动训练方法，即在肌肉收缩的同时给予外力的帮助，使其完成较大范围的关节活动。助力可以由护理员或患者的健侧肢体给予，也可以利用特殊器械。治疗时要注意给予最低限度的助力，防止被动运动代替助力运动。

3. 主动运动训练

主动运动训练是指患者运动时不需要助力，也不用克服外来阻力而进行的运动。肌力在 2~3 级时，要鼓励老年人主动用力进行训练。主动运动训练对肌肉、关节和神经系统功能的恢复作用明显，方法多样，便于操作。

4. 抗阻力运动训练

肌力 4~5 级时，肌肉不但能够抗自身重力，还能抗阻力运动。抗阻力运动训练主要是利用康复运动器械增加阻力，如利用哑铃、沙袋、拉力器等来促进肌力，对恢复肌肉的形态和功能具有良好的疗效。

三、注意事项

1. 给老年人讲解训练的目的和方法，给予鼓励，并显示训练的效果以提高其信心和长期坚持训练的积极性，使其了解增加肌力的大致规律，掌握科学的练习方法。

2. 叮嘱老年人选择正确的运动量和训练节奏，每次练习应引起适度的肌肉疲劳，之后充分休息，科学掌握训练节奏，反复练习、持之以恒方能取得满意效果。

3. 避免老年人发生疼痛，训练过程中发生疼痛，是出现损伤或加重损伤的信号，应予以重视并尽量避免。

4. 注意老年人心血管反应，特别是老年人对抗较大的阻力时，会引起血压的明显升高，加上训练时常伴有憋气，也会对心血管造成额外的负荷。因此，有高血压、冠心病或其他心血管疾病的老年人，应禁忌过分用力或憋气。

5. 做好详细的训练记录。

学习单元3　体位转移训练

了解体位转移的作用及种类

掌握各种常见的体位转移方法

能够帮助老年人进行体位转移训练

一、概述

体位转移是指通过一定的方式改变身体的姿势或位置。定时变换体位可以促进卧床老年人的血液循环，预防压疮、坠积性肺炎、尿路感染、肌肉挛缩、关节变形等并发症的发生，也是老年人恢复生活自理能力和活动能力的前提。

根据体位转移中老年人主动用力的程度，通常将体位转移分为独立转移、辅助转移和被动转移。

1. 独立转移

独立转移是指老年人不需要任何外力帮助，可按照自己的意志和生活活动的需要，或者根据治疗、护理、康复的需要，自己主动变换体位并保持身体的姿势和位置。

2. 辅助转移

辅助转移是指老年人在外力的协助下，可通过主动努力而完成体位变化并保持身体的姿势和位置。

3. 被动转移

被动转移是指老年人需要完全依赖外力变换体位，并利用支撑物保持身体的姿势和位置。

当老年人不能完成独立转移活动时，必须教会老年人及其家属辅助转移的方法；如果辅助转移也不能完成，可以借助人工或器械完成被动转移活动。

二、体位转移训练的方法

本部分主要以偏瘫老年人为例，介绍体位转移训练的方法和步骤。

1. 独立转移与辅助转移

辅助转移技术的动作要领和独立转移有相似性，故与独立转移一并讲述。

（1）翻身。护理员站在老年人需转向病床的一侧，先让老年人将身体移向远侧，双手交叉（即 Bobath 握手，是指十指交叉相握，患侧拇指一定要放在健侧拇指的上方）放于胸腹部，双下肢伸直或双膝屈曲，双足支撑于床面上，如图 4-32 所示。护理员一手扶托老年人的肩部，另一手扶托老年人的膝盖部，将老年人双膝倒向一侧，骨盆旋转带动背部也偏向一侧呈侧卧位，逐渐地让患者独立完成此动作，如图 4-33 所示。后用软枕或体位垫支撑老年人背部，必要时在其膝下、手肘处垫小的软枕。最后整理好床铺。

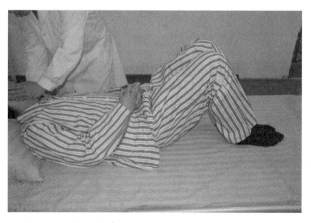

● 图 4-32　辅助翻身 1

除了某些伤病（如脊柱术后、脊髓损伤等）对翻身有特殊要求外，一般卧床患者均应定时翻身，日间每 2 小时 1 次，夜间每 3 小时 1 次。若病情允

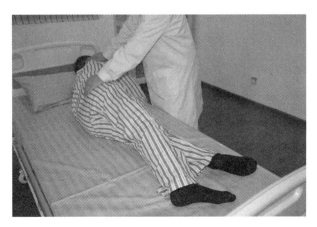

● 图 4-33　辅助翻身 2

许，应尽量让老年人主动翻身。

（2）床上卧位平移

1）左右平移。老年人需要移向左侧时，先将健足伸到患足的下方，用健足钩住患足向左移动；用健足和肩支起臀部，同时将臀部向左移；再将肩、头部慢慢移向左侧。右移的动作与此类似。反复训练后老年人可以较自如地在床上左右移动。

2）上下平移。老年人取仰卧位，健侧下肢屈髋屈膝，健肘稍微屈曲，以足、肘为支撑点，健足蹬床，抬起臀部同时向上移动身体。下移动作类似，但不如上移动作易完成。

（3）仰卧位与坐位间的体位转换

1）辅助坐起。护理员站在老年人侧前方，指导老年人将上肢放在身体两侧，双侧肘关节屈曲支撑在床面上，注意保护老年人，如图 4-34 所示。护理员用双手扶托老年人双肩并向上牵拉，指导老年人利用双肘的支撑抬起上半身，后逐渐改用双手支撑身体坐起，如图 4-35 所示。最后调整坐姿使老年人舒适。

2）辅助躺下。老年人取坐位，双手支撑于床面，逐渐改用双侧肘关节支撑身体，使身体缓慢向后倾斜。护理员站在老年人侧前方，用双手扶托老年人双肩以控制老年人向后倾斜的速度，缓慢地完成从坐位到仰卧位的体位转换。最后调整卧姿使老年人舒适。

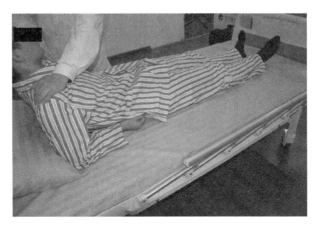

● 图 4-34　辅助坐起 1

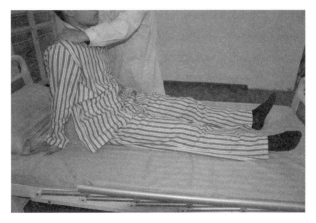

● 图 4-35　辅助坐起 2

（4）仰卧位和床边坐位间的体位转换

1）独立从健侧坐起。老年人取健侧卧位，在健腿帮助下将双腿移至床缘下，接着头、颈和躯干向上方侧屈，再用健侧前臂支撑自己的体重，后改用健手支撑使躯干慢慢直立、坐起。

2）独立从患侧坐起。老年人取患侧卧位，在健腿帮助下将双腿移至床缘下，先用健手将患臂置于胸前，然后健侧上肢横过胸前放在床面上用力支撑，同时头、颈和躯干向上方侧屈，摆动双腿调整，使身体直立、坐起。

3）辅助坐起。老年人取侧卧位，两膝屈曲。护理员先将老年人双腿放于床边，如图 4-36 所示，然后将手放在老年人腋下或肩部向上抬，嘱咐其向上侧屈头部，当老年人肩部离开床面时，一手按着其骨盆以骨盆为中心转移成坐位，如图4-37、图4-38所示。在转移过程中，护理员应注意鼓励老年人使用健侧上肢支撑身体。

老年人从床边坐位到仰卧位（即躺下）的过程与上述动作的顺序相反。

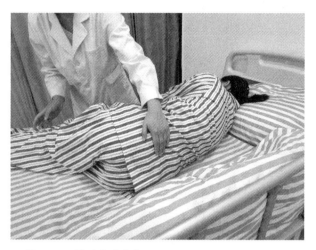

● 图4-36　辅助床边坐起1

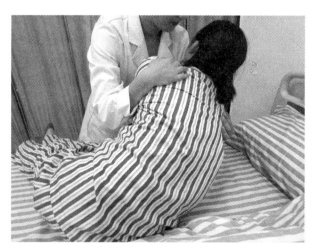

● 图4-37　辅助床边坐起2

（5）站起与坐下

1）独立站起。老年人坐于床边，双足分开与肩同宽，两足跟位于两膝后方，患足稍后。双手Bobath握手、前伸，躯干前倾使重心前移，双侧下肢充

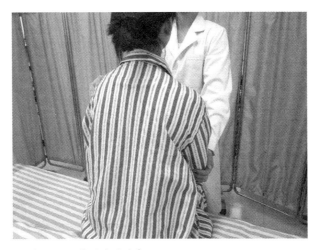

● 图 4-38　辅助床边坐起 3

分负重。当双肩超过双膝位置时，臀部离开床面，接着伸髋伸膝，双腿同时用力慢慢站起。

2）辅助站起

①从正面扶托站起法。护理员面向老年人呈屈膝、身体前倾站立位，双膝夹住老年人的一侧膝部以固定，双手托住老年人臀部或抓住其腰带，老年人双手交叉放在护理员肩部，如图 4-39 所示。护理员用力将老年人向前上方拉起，嘱咐老年人同时用力伸膝、抬臀至站立位，如图 4-40 所示，调整老年人站立

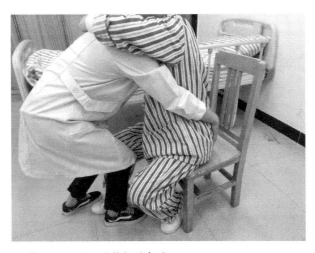

● 图 4-39　从正面扶托站起法 1

位的重心，使其双下肢承重维持平衡。

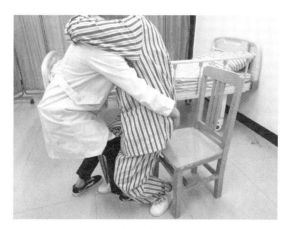

● 图4-40　从正面扶托站起法2

②从侧面扶托站起法。护理员站于老年人的患侧，弯腰、屈膝，一手放在老年人后背扶住其腰部或抓住其腰带，另一手托住其患侧手臂，如图4-41所示，让老年人健足在后、患足在前，与护理员同时用力伸膝、抬臀呈站立位，如图4-42所示，最后调整老年人的重心维持站立平衡。

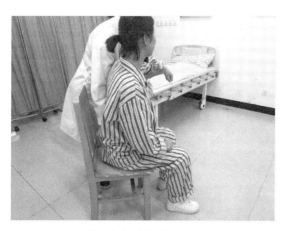

● 图4-41　从侧面扶托站起法1

老年人坐下的过程与上述动作的顺序相反。无论老年人站起还是坐下，都必须学会保持脊柱伸直、向前倾斜躯干，同时其下肢要有一定的承重能力。

（6）床与轮椅之间的转移

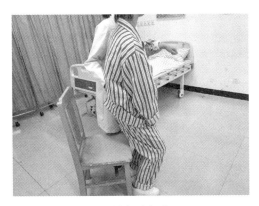

● 图 4-42　从侧面扶托站起法 2

1）独立完成从床到轮椅的转移。轮椅放在老年人健侧（或功能较好的一侧），与床成 30°~45°角，制动、竖起轮椅脚踏板。老年人坐在床边，健手支撑于轮椅远侧扶手，患足位于健足稍后方。老年人躯干向前倾斜，同时健手、健足用力支撑将臀部抬起，然后以健足为支点旋转身体，直至背对轮椅。确信双腿后侧紧贴轮椅椅座后再背对轮椅坐下，如图 4-43 所示。

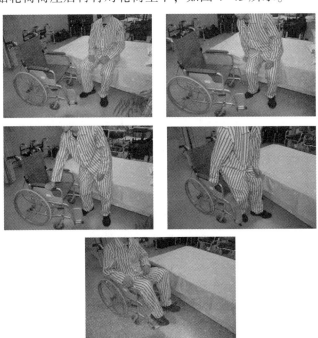

● 图 4-43　独立完成从床到轮椅的转移过程

2）独立完成从轮椅到床的转移。老年人驱动轮椅使健侧尽量靠近床沿，与床成30°~45°角，制动、竖起轮椅脚踏板。老年人先将臀部前移，双足平放在地面，健足在前。然后双手扶在轮椅扶手上，健侧用力将臀部抬起，接着躯干前倾，健手支撑在床面上，以健侧为轴转动身体，直到臀部贴在床沿，最后背对床沿坐下，如图4-44所示。

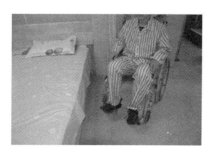
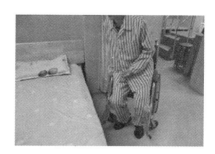
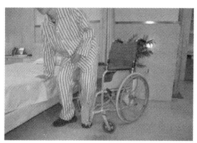
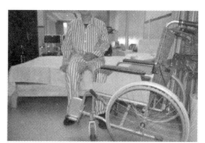

● 图4-44　独立完成从轮椅到床的转移过程

3）在护理员辅助下从床到轮椅的转移。轮椅放在患者健侧，与床成30°~45°角，制动、竖起轮椅脚踏板。护理员面向老年人站立，双膝微屈，腰背挺直，双足放在患足两边，用自己的膝部在前面抵住患膝。护理员一手从老年人腋下穿过放在其身后部，并将其患侧前臂放在自己的肩上，抓住肩胛骨的内缘，另一手托住老年人健侧上肢使其躯干向前倾，将其重心前移到足上，直至臀部离开床面。护理员引导老年人以健侧为轴转动躯干，最后坐在轮椅上，如图4-45所示。

在护理员辅助下从轮椅到床的转移过程与上述动作的顺序相反。

2. 被动转移

被动转移即搬运，主要是指老年人由于瘫痪程度较重而不能对抗重力完成独立转移及辅助转移时，完全由外力将老年人抬起转移到另一个地方的过程。

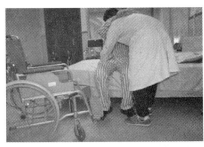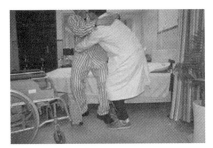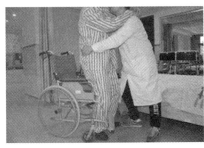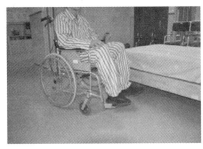

● 图 4-45 在护理员辅助下从床到轮椅的转移过程

被动转移一般分为人工搬运和机械搬运两种。人工搬运至少需要两个人,根据老年人的情况使用一定方法将其移到另一个地方;而机械搬运是指借助各种器械(平车、移位机、天轨移位系统,见图 4-46~图 4-48)进行转移,多用于有严重残疾且无法用人力进行长期转移的老年人。

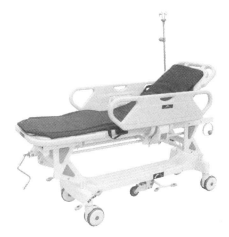

● 图 4-46 平车

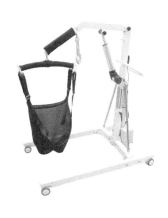

● 图 4-47 移位机

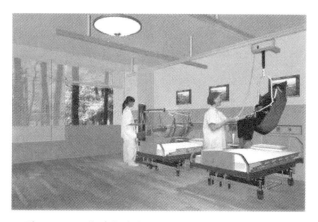

● 图 4-48 天轨移位系统

三、注意事项

1. 转移训练时不能增加老年人的痛苦，不能影响或加重其病情。

2. 注意老年人的安全，尽量避免其被家具或轮椅大轮、脚踏板碰伤肢体。

3. 选择安全、容易的方法。转移的方法有很多，应用时应因人而异，容易完成又安全的方法是最好的。

4. 注意为老年人选择适当的转移训练时机。太早容易失败，会使老年人失去信心；太晚老年人则可能因依赖而失去兴趣。

5. 尽量鼓励老年人主动完成转移，对于辅助完成者应随着其功能的恢复，逐渐减少对其的帮助。

学习单元 4 平衡与协调功能训练

学习目标

了解平衡与协调功能训练的目的
熟悉平衡与协调功能训练的方法
了解平衡与协调功能训练的注意事项

一、概述

平衡功能训练是在患者躯干控制训练的基础上进行的，其实质就是帮助患者重新找回重心位置，并保持身体稳定的训练方法；协调功能训练的目的是改善动作的质量，即改善完成动作的方向和节奏、力量和速度，以达到精准到位的目标。

平衡功能训练侧重于对身体重心的控制，以粗大动作、整体动作训练为主；协调功能训练侧重于动作的灵活性、稳定性和准确性，以肢体远端关节的精细动作、多关节共同运动的控制为主，同时强调全程动作的质量。

二、平衡与协调功能训练的方法

1. 平衡功能训练的方法

（1）一级平衡训练，指不受外力和无身体动作的前提下保持独立站立姿势的训练。老年人可用下肢支撑体重保持站立位，必要时护理员可用双膝控制老年人下肢，或使用支架帮助其固定膝关节。开始时老年人两足间距较大，以扩大支撑面，提高稳定性；在老年人能独立站立后逐渐缩小两足间距，以减少支撑面，增加难度。

（2）二级平衡训练，指患者可以在站立姿势下独立完成身体重心转移，躯干屈曲、伸展、左右倾斜及旋转运动，并保持平衡的训练。开始时由护理员一手固定老年人髋部，协助其完成重心转移和躯体运动，逐渐过渡到由老年人独立完成在平行杠内保持站立姿势和双下肢的重心转移训练。

（3）三级平衡训练，指在站立姿势下抵抗外力保持身体平衡的训练。训练可以采用抛接球，包括转体抛接球、踢球，或向不同的方向推老年人等方式。训练中应特别注意保护老年人的安全。

2. 协调功能训练的方法

指鼻试验、轮替动作试验等既可以用来进行协调功能评定，也可以用来进行协调功能训练。

（1）上肢协调训练。上肢协调训练包括轮替动作练习、方向性动作练习、节律性动作练习和手眼协调练习。

1）轮替动作练习。例如，左、右侧上肢交替上举过头，手臂尽量保持伸直，并逐渐加快练习的速度；或双上肢交替摸肩上举；或交替屈肘，逐渐加快速度；或双手交替掌心拍掌背，逐渐加快速度。

2）方向性动作练习。例如，左、右侧交替以食指指鼻，或一侧以食指指鼻，反复练习一定时间，再换另一侧练习；或双手相应的手指互相触碰，由拇指到小指交替进行；或左手的拇指分别与其余手指进行对指，练习一定时间，再换右手，或双手同时练习；或画画、下跳棋等。以上练习同样要逐渐加快速度。

3）节律性动作练习。以上的轮替动作和方向性动作练习过程中，每一个动作练习都需注意节律性，先慢后快，反复多次练习，逐渐改善协调功能。

4）手眼协调练习。例如，将小球放在桌子上，让老年人抓起放在指定的位置；或将花生、黄豆等排放在桌子上，让老年人抓起放入小碗中；或画画、写字、下跳棋、拼图、堆积木等。这些训练均有助于提高老年人的手眼协调能力。

（2）下肢协调训练。下肢协调训练包括轮替动作练习、整体动作练习和节律性动作练习。

1）轮替动作练习。例如，仰卧于床上，膝关节伸直，左右交替屈髋90°，逐渐加快节奏；或坐位时左右侧交替踏步，并逐渐加快速度；或脚跟触地，脚尖抬起做拍地动作，可以双脚同时或分别做。

2）整体动作练习。例如，踏步的同时双上肢交替摆臂，逐渐加快速度；或踢毽子等。

3）节律性动作练习。同上肢协调训练一样，下肢的轮替动作和整体动作练习过程中也需注意节律性，先慢后快，反复多次练习，逐渐改善协调功能。

三、注意事项

平衡功能训练应加强安全措施，逐渐从简单向复杂过渡。训练中要密切监控以防出现意外，但不能限制老年人。要加强安全教育，减少老年人的紧张或恐惧心理。要特别注意老年人应穿软底、平跟、合脚的鞋。

协调功能训练开始时均应在睁眼的状态下进行。当功能改善后，可根据具体情况，将有些训练项目改为闭眼状态下进行以增加训练的难度，如指鼻练习、对指练习等。

学习单元5　步行训练

了解人类步行的基本要求

熟悉步行训练的常用方法

能够根据老年人的实际情况帮助其进行步行训练

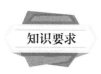

一、概述

步行训练是针对老年疾病的特点，利用各种康复手段矫治异常步态，最大限度帮助老年人提高步行能力、早日回归家庭和社会的训练方法。人类步行能力应具备良好的基础条件，具体要求如下：

1. 肌力

肌力是完成关节活动的基础，为了保证步行周期的稳定，单侧下肢必须能够支撑体重的3/4以上。以60 kg体重的正常成人为例，单腿必须能支撑45 kg以上的体重，或者双下肢的伸肌肌力（主要是指股四头肌、臀大肌等）达3级以上，才能保证另一侧下肢能够从容地完成向前摆动的动作。

2. 平衡能力

步行时人的身体重心随着步行速度的不同，进行着复杂的加速与减速运动。为了保持平衡，人体重心必须垂直落在支撑面的范围内，所以平衡能力是步行得以完成的基本保证。

不同的步行环境对平衡能力有不同的要求：室内步行，平衡能力达到2级即可；室外步行，平衡能力必须达到3级，并且必须具有一定的抗阻力和调节平衡能力，以适应环境的变化。

3. 协调能力及肌张力均衡

为了保证双下肢各关节在步行周期的不同时期发挥正常作用，双侧上、下肢的肌肉应协调配合。

4. 感觉功能及空间认知功能

感觉是运动的基础，特别是本体感觉可直接影响步行。步行中上、下肢各关节所处的位置、落步时的步幅及深浅高低等均直接影响步行质量。

5. 中枢神经

任何原因导致的中枢神经系统的损伤或破坏，都会影响对步行的调控，产生异常步态，甚至造成步行障碍。

步行训练前需要进行必要的评估，掌握老年人的一般情况，采取有针对性的适应性训练，包括心肺功能、关节、肌肉等适应性训练以满足步行的需要，在此基础上进一步进行步行训练。

二、步行训练的方法

1. 扶持行走

在扶持站立位时，先练习下肢负重、摆动、踏步、屈膝、伸髋、交替前后移动等，然后练习扶持行走。以偏瘫老年人为例：护理员在其患侧进行扶持，一手握住其患侧手部（除拇指外）四指，使其拇指在上，掌心向前，另一手从患侧腋下穿过放于其胸前，使手掌靠在老年人腋窝前处，与其一起缓慢向前步行。

2. 独立行走

平行杠是练习站立和行走的工具。老年人可在平行杠内进行站立练习、患肢与健肢交替负重和行走，如图4-49所示，以矫正步态、改善行走姿势等。

行走时，老年人先保持站立位平衡，然后一脚迈出，身体随着向前倾斜，重心转移至该侧下肢，再迈出另一脚，交替迈步，身体向前行进。

3. 上下楼梯

当老年人能够较顺利、平稳地完成平地行走、上下坡行走后，应开始进行

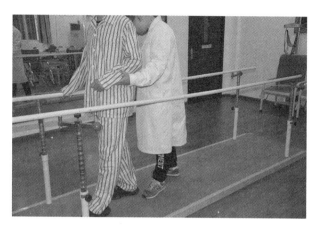

● 图 4-49　平行杠内扶持行走

上下楼梯练习，以健足先上、患足先下为原则。开始练习时，应有护理员保护和协助。以偏瘫老年人为例，具体方法如下：

（1）上楼梯。老年人健手扶住栏杆，护理员站在患侧后方，一手扶持老年人健侧腰部，另一手控制其患侧膝关节，协助其重心转移至患侧，老年人可健足迈上台阶，如图 4-50 所示；然后协助老年人重心向前移至健侧下肢，患足可抬起放在台阶上。

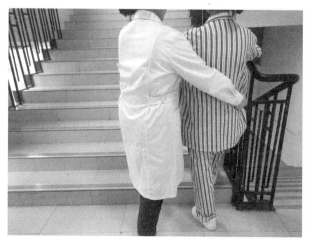

● 图 4-50　上楼梯

（2）下楼梯。老年人健手扶住栏杆，护理员站在患侧前方，一手扶持老年人患侧腰部，协助其患足先下台阶、健足后下台阶，如图 4-51 所示。

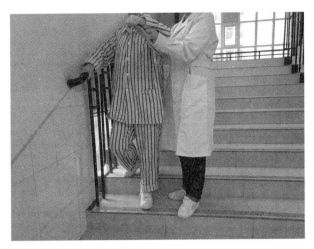

● 图 4-51　下楼梯

三、注意事项

1. 步行训练首先要保证老年人的安全，根据老年人的实际情况，制订训练计划，循序渐进，持之以恒。

2. 老年人在完成站立步行训练时，要做好准备工作，让老年人有充分的生理、心理适应过程。

3. 护理员在协助老年人进行站立行走活动时，应注意选择适宜的转移方法，避免对自己的腰椎、颈椎造成损伤。

学习单元 6　放松训练

学习目标

了解放松训练的概念及作用

熟悉放松训练的基本方法

了解放松训练的注意事项

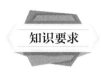
知识要求

一、概述

放松训练又称为肌肉松弛训练或自我调整疗法，是一种通过一定方式的训练，使老年人放松身体或肌肉的一组行为治疗方法。放松训练可使老年人肌肉放松，具有降低肌张力、减轻肌肉痉挛、消除工作及运动带来的紧张和疲劳、缓解疼痛、镇静催眠、降血压等作用。让老年人处于放松休息状态，有利于其全面康复。

二、放松训练的方法

1. 全身放松训练

（1）全身放松训练时，老年人可采取卧位、坐位、站立位等，头部及两肩放松，双上肢自然下垂，胸部放松内含，腹部放松回收，腰部放松挺直，全身肌肉无紧张，精神放松。

（2）1977 年美国学者霍夫曼提出，各种肌肉松弛法能降低人体耗氧量和血压，减慢呼吸速度，减少心率和肌肉紧张。他建议使用的训练方法如下：

1）选择清静的环境，采取自然放松的姿势，使全身肌肉放松。

2）闭上双眼，做一次深呼吸。

3）头脑里想象一幅宁静的图画或景色，并在每次呼气时重复说一个对自己有特殊意义的字或词。

4）在进行上述活动的过程中放松全身肌肉。

该方法需要反复进行 15~20 分钟，静坐数分钟，感受全身放松。

2. 腹式呼吸训练

（1）选择最舒适的位置，坐好且双手随意放在膝部。

（2）放松腹肌，进行腹式呼吸。

（3）抬高锁骨，但不要耸肩。

（4）平静地完成一次吸气，然后缓慢呼气，在进行腹式呼吸的同时放松全身肌肉。

3. 其他放松措施

（1）听音乐或放松指导语。

（2）采用瑜伽放松休息术。

（3）进行热疗、光疗或热水浴。

三、注意事项

1. 选择适合进行放松训练的环境。

2. 向老年人介绍放松训练的意义、目的、方法、持续时间等。

3. 帮助老年人选择最易放松的体位，训练时要使老年人的肌肉完全放松。

4. 训练时要帮助老年人选择正确的训练姿势和准备姿势，认真观察其动作完成情况，避免出现错误动作和跌倒。

学习单元 7　呼吸训练

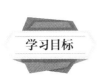

了解呼吸训练的作用

掌握呼吸训练的方法

了解呼吸训练的注意事项

能够帮助老年人进行呼吸训练

一、概述

自 20 世纪 30 年代以来，呼吸训练的重要性逐渐被人们认识到。随着胸外科手术的广泛开展，以及对哮喘、慢性支气管炎、肺气肿的治疗，呼吸训练的作用更加被重视。呼吸训练有助于患有慢性呼吸系统疾病或长期卧床的老年人尽早地、最大限度地恢复肺功能，缩短康复时间。

二、呼吸训练的方法

呼吸训练主要指导老年人掌握正确的呼吸方法，并将其融入到日常生活活动中去。

1. 膈肌呼吸

老年人取卧位或坐位，双手放于腹部。吸气时腹部放松，由鼻缓慢深吸气，尽量鼓起腹部，双手随腹部膨隆而向外扩张；呼气时用口有控制地将气体缓慢吹出，同时腹部下陷。重复 3~5 次后休息片刻再练，逐渐做到在活动中也能进行自然的膈肌呼吸。

2. 呼吸肌训练

（1）横膈肌阻力训练。老年人取仰卧位，头稍抬高，在上腹部放置 1~2 kg 的沙袋。让老年人进行膈肌呼吸，吸气时腹部隆起，呼气时腹部下陷。嘱咐老年人逐渐延长阻力呼吸时间，当老年人可以保持横膈肌呼吸模式且吸气不会使用到辅助肌约 15 分钟时，则可增加沙袋重量。

（2）吸气阻力训练。老年人采用手握式阻力训练器（阻力训练器由各种不同直径的管子提供吸气时气流的阻力，气道管径愈窄则阻力愈大）进行吸气。每天进行阻力吸气数次，每次训练时间逐渐增加到 20~30 分钟。当老年人的吸气肌力和耐力有所改善时，逐渐将阻力训练器的管子直径减小。

（3）吸气肌静力性收缩训练（也称持续最大吸气技巧）。老年人取仰卧或半坐卧位并放松。让老年人做 4 次缓慢、放松的呼吸，且在第 4 次呼吸时做最大呼气。然后将阻力训练器放入老年人口中，经由低阻力训练器做最大吸气并且持续吸气数秒钟。每次练习 5~10 次，每天重复数遍。

3. 吹笛式呼吸（缩唇呼吸）

吹笛式呼吸主要是指导老年人缓慢地深吸气，然后让其轻松地做出吹笛姿势进行呼气。还可以与吹蜡烛结合，将点燃的蜡烛放在口前 10 cm 处，吸气后用力吹蜡烛，使蜡烛火焰飘动，每次训练 3~5 分钟，休息数分钟，再反复进行，每 1~2 天将蜡烛与口的距离增加，直到距离增加到 80~90 cm。老年人应避免用力呼气，尽量放松并且避免腹肌收缩。

4. 咳嗽训练

（1）有效的咳嗽训练

1）老年人处于放松舒适体位，取坐位或身体前倾，颈部稍微屈曲，进行膈肌呼吸，强调深吸气。

2）护理员示范咳嗽及腹肌收缩。

3）老年人双手放于腹部且在呼气时做 3 次哈气以感觉腹肌的收缩，练习发"K"的声音以感受声带绷紧、声门关闭及腹肌收缩。

4）当老年人将这些动作结合时，指导老年人做深而放松的吸气，接着做急剧的双重咳嗽。单独呼气时的第 2 次咳嗽比较有效。

（2）诱发咳嗽训练

1）手法协助咳嗽。老年人取仰卧位，护理员双手叠加置于患者上腹区，手指张开或交叉；老年人尽可能深吸气后，护理员在其要咳嗽时向内、向上压迫其腹部，将横膈往上推。

2）伤口固定法。此法适用于手术后因伤口疼痛而咳嗽受限者。咳嗽时，老年人将双手紧紧地压住伤口，以固定疼痛部位。如果老年人不能触及伤口部位，则护理员应给予协助。

3）气雾剂吸入法。此法适用于分泌物浓稠者。可用手持气雾器或超声雾化器等进行雾化，气雾剂吸入后鼓励患者咳嗽。治疗后立即进行体位引流排痰效果更好。临床上气雾剂采用乙酰半胱氨酸或 2% 碳酸氢钠 1~2 mL，沙丁胺醇或氯丙那林 0.2~0.5 mL，每天 2~4 次，至少保证在起床后或入睡前吸入。

三、注意事项

1. 训练方案应因人而异、遵循循序渐进，鼓励老年人持之以恒、终身训练。

2. 选择适宜的环境，避免在风沙、粉尘、寒冷、炎热、嘈杂的环境训练，呼吸时最好经鼻，以增加空气温度和湿润度，减少粉尘和异物的刺激。

3. 注意观察老年人的反应，训练时不应该有任何不适症状，训练次日晨起时应该感觉正常，如果老年人出现疲劳、乏力、头晕等，应暂时停止训练。

4. 老年人病情变化时应及时调整训练方案，避免训练过程中诱发呼吸性酸中毒和呼吸衰竭。

5. 训练时应适当给氧，可边吸氧边训练，以增强老年人信心。

学习单元 8　吞咽训练

了解吞咽训练的作用

熟悉吞咽训练的方法及过程

了解吞咽训练的注意事项

一、概述

很多疾病与吞咽有关，50%的脑卒中患者都会发生吞咽困难，部分患者吞咽困难两周左右可以自行恢复，但是约10%的患者不能自行缓解，而且吞咽困难可造成各种并发症，如肺炎、脱水、营养不良等。

吞咽训练可以改善老年人摄食功能，以早日拔除胃管，同时也有利于其他障碍的康复，减少和防止上述并发症的发生，增强老年人的康复信心，因此吞咽训练十分重要。

二、吞咽训练的方法

1. 间接训练

（1）改善口面肌群的运动。该运动的目的是增强口面肌肉的功能及运动协调性，增强口腔对食团的控制能力，减少流涎，具体包括以下几种方法：

1）进行紧闭口唇、小口呼吸、吸管呼吸练习，如果患者无法完成，可以给予其辅助。还可以进行撅嘴、撇嘴、微笑、抗阻鼓腮等动作的练习，以及用指尖或冰块击打唇周以按摩患颊皮肤等。

2）尽量张口，然后放松，下颌做左右侧方运动，对于张口困难的患者，可对痉挛肌肉进行冷刺激或按摩。为了强化咬肌肌力，可以让患者练习用臼齿咬紧压舌板。

（2）舌的运动。该运动的目的是增强舌对食团的控制能力，防止食团过早通过口腔，引起误吸，具体包括以下几种方法：

1）向前及两侧尽力伸舌，伸舌不充分者，可用纱布裹住其舌尖轻轻牵拉，然后吩咐患者用力缩回，以此促进舌的前后运动。

2）用舌尖舔口唇周围，练习舌的灵活性。

3）用压舌板抵抗舌根，练习舌根抬高。

（3）冷刺激。用冰冻棉棒刺激软腭、腭弓、舌根及咽后壁，交替刺激20次。对于流涎过多者可以对其涎腺进行冷按摩，每日3次，至皮肤微微发红。

2. 直接训练

（1）体位。正确的进食体位为端坐位，双上肢放在前方桌面上。对于不能取坐位的患者，一般采用躯干抬高30°的仰卧位，头部前屈，患侧肩部用枕垫起，喂食者应位于患者健侧。尚能下床者，取坐直头稍前屈位，身体亦可倾向健侧30°，可增高舌骨肌的张力，促进喉上抬，以使食物容易进入食道。

（2）食物性状。应根据患者的饮食习惯，选择容易吞咽的食物。容易吞咽的食物具有下列特征：①柔软度、密度和性状均一；②黏度适当，不易松散；③容易咀嚼，通过咽部食管时易变形；④不易在黏膜上滞留等。一般优先选择糊状食物或半流食，如米粉、蛋羹、米糊等，其次选择固体食物，最后选择流食，同时兼顾食物的色、香、味、温度等。

（3）食团在口中的位置。进食时应把食物放在口腔最能感觉食物且最适宜促进食物在口腔中保持及输送的位置。最好把食物放在健侧舌后部或健侧颊部，这样有利于食物的吞咽。

（4）一口量。一口量即摄食时最适于吞咽的每次入口量。一般正常人一口量为：流质1~20 mL，果汁5~7 mL，糊状食物3~5 mL，肉团平均为2 mL。一口量过少，难以触发吞咽反射；一口量过多，容易发生从口中漏食或引发咽部滞留，增加误吸危险。一般从1~4 mL开始，逐渐增加一口量。

（5）进食速度。为减少误吸的风险，患者需以较常人缓慢的速度进行摄食、咀嚼和吞咽；上一次吞咽结束后再进行下一次吞咽，避免出现两次食物重叠入口吞咽的现象。一般每餐进食的时间控制在45分钟左右为宜。

（6）咽部滞留食物去除方法

1）空吞咽。当患者咽部已有食物残留，如果继续进食，则残留积累增多，容易引起噎食。因此，每次进食吞咽后，应反复做几次空吞咽，使食块全部咽下，然后再进食。

2）交互吞咽。让患者交替吞咽固体食物和流食，或每次吞咽后饮用极少量的水（1~2 mL），这样既有利于刺激诱发吞咽反射，又能达到去除咽部残留食物的目的。

（7）屏气吞咽。屏气后声门闭锁、气压加大，不易发生误吸。吞咽后应立即咳嗽，排除滞留食物。

3. 物理因子治疗

（1）神经肌肉低频电刺激。该方法是指经过皮肤对颈部吞咽肌群进行低频电刺激，维持或增强吞咽相关肌肉的肌力，并通过增强肌力和提高速度而改善喉提升功能，从而改善吞咽功能。

（2）肌电生物反馈技术。对于运动和协调性降低所致的生理性吞咽障碍的患者，可将生物反馈训练作为首选。

4. 替代进食

（1）鼻饲法。鼻饲法是指经鼻腔插入胃管进行摄食，方法简单，但会使口腔、咽喉部分泌物增加，并妨碍吞咽活动，不宜长时间使用。

（2）间歇性口腔—食管插管摄食。采用该方法可减少患者痛苦，且可以避免留置插管对患者造成的不良心理影响；便于保持鼻腔、口腔和咽部的卫生；食物经食管摄入，符合生理规律，有促进改善吞咽功能的效果。

5. 手术治疗

经吞咽训练 3 个月以上，吞咽功能无改善的患者应转诊至耳鼻喉科或外科会诊，必要时采用手术治疗。

三、注意事项

1. 对于有吞咽障碍的老年人，要尽早撤鼻饲管以进行吞咽功能训练。

2. 在老年人进行吞咽治疗过程当中，应给予其支持和鼓励。

3. 一般情况下老年人进食需要坐起，除非有特殊的要求。

4. 鼓励老年人小口进食，允许其有足够的进食时间，防止其急躁和疲劳。

5. 在进食更多食物时，要确信老年人前一口食物已经完全吞咽。

6. 如果老年人出现窒息，应立即停止喂食。

7. 一般进食后，让老年人取坐位休息 20~30 分钟。

学习单元 9　体位引流

了解体位引流的概念

熟悉体位引流的方法

了解体位引流的注意事项

一、概述

体位引流是指让老年人处于特殊的体位，利用重力作用使其呼吸道内的分泌物流入气管、支气管并排出体外的一种方法。为了加强引流效果，引流前可给予老年人超声雾化吸入，引流的同时辅以拍背，嘱咐老年人尽力咳痰，多能获得明显的效果。

二、体位引流的方法

1. 引流体位

首先评估老年人肺部哪一段需要引流以确定引流体位。选择体位的原则是病变的部位处于高处，引流支气管开口向下，便于分泌物顺体位引流而咳出。不同体位适用于不同部位分泌物的引流，如高半坐位可促使肺上叶分泌物的引流；由一侧卧位转为仰卧位再转为另一侧卧位，利于肺中叶的引流；头低脚高位利于肺下叶的引流。若有两个以上炎性部位时，一般先从痰液较多的部位开始引流。

2. 手法技巧

（1）叩击。手指并拢，手掌握成杯状，运用手腕的力量，有节奏地叩击患者胸壁，如图 4-52 所示。

（2）振动。双手直接放在胸壁，在患者呼气时缓和地压迫，并急速振动胸壁。

（3）摇法。护理员两拇指互扣，张开的手直接放在患者胸壁，同时压迫并摇动其胸壁，是一种比较剧烈的振法。

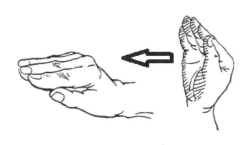

● 图 4-52　叩击

三、注意事项

1. 体位引流以早餐前、晚间睡前进行为宜，绝对不能在餐后直接进行体位引流训练。

2. 进行体位引流时，若老年人 5~10 分钟仍未咳出分泌物，则改变下一个体位姿势。

3. 近期有肋骨骨折、患肩部滑囊炎等的老年人，慎用侧卧位引流。

4. 认真做好宣教，使老年人认识到即使引流时未咳出痰液，未必无效。松动的痰液可能需要 30~60 分钟才能咳出，坚持引流则有利于痰液咳出。

5. 引流时应让老年人有轻松的呼吸，不能过度换气或呼吸急促，并随时观察老年人脸色及表情。每次引流一个部位，直至分泌物排出为止。

6. 引流结束后应让老年人缓慢坐起并休息，防止其出现直立性低血压。

第 4 节　作业疗法

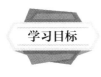
学习目标

了解作业疗法的概念及作用

掌握日常生活活动能力训练的内容

了解其他特殊功能的作业治疗方法

能够熟练应用日常生活活动能力训练的基本方法

知识要求

一、概述

作业疗法是指在对患者情况进行全面评价的过程中，有目的、有针对性地从日常生活活动、职业劳动、认知活动中选择一些项目，指导患者进行训练以达到最大限度地恢复患者躯体、心理和社会方面的功能，并以增进健康、预防劳动能力的丧失、预防残疾的发生和发展为目的的一种治疗方法。作业疗法对老年人的治疗作用主要表现在以下几个方面：

1. 促进机体功能的恢复，包括肌力、耐力、关节活动度、知觉、认知能力、柔韧性、协调性、灵活性等，并有预防并发症发生的作用。

2. 促进残余功能的恢复。通过训练并安装假肢等，使残余功能得到最大限度的发挥，还可以预防肌肉萎缩，减轻或预防畸形的发生，提高老年人对疼痛的忍受力，从而起到缓解疼痛的作用。

3. 改善精神状况，可减轻老年人的抑郁、愤怒、依赖等心理异常和行为改变。

4. 提高日常生活能力，包括可以提高老年人翻身、起坐、穿衣、进食、个人卫生、行走等生活自理能力。

5. 促进工作能力的恢复。老年人要恢复正常生活和工作能力必须经过一段时间的调整和适应过程。作业疗法则是恢复他们这方面能力的最好形式。

二、作业疗法的常用方法

1. 日常生活活动能力训练

日常生活活动能力训练是康复治疗在实践中的延续，是护理员应掌握的核心技术之一，应使老年人尽可能地获得日常生活活动能力，提高生活质量以促进老年人早日康复。日常生活活动能力训练遵循从易到难的原则，同时还要按照老年人实际的生活情况或结合晨、晚间护理，选择适当的方法进行。

（1）进食训练。独立完成一项进食动作，要求老年人手的抓握、上肢运送、口腔运动等动作连贯完成，任一环节出问题都会直接影响进食。训练前应首先找出影响进食的原因，然后根据问题制定护理措施。对于不能独立完成进食的老年人，必须及时给予其一定的支持和必要的自助器具完成进食动作。进食训练应尽可能独立完成，强调进食的主动性、趣味性，同时激发老年人对康复的信心，减少对他人的依赖。

1）手的抓握。手的精细动作差或握力减弱者可用勺、叉代替筷子，也可将手柄加粗或使用功能固定带。

2）上肢运送。由于上肢关节活动受限、肌力低下、协调障碍等原因造成手不能到达嘴边、不能将食物送到口里的老年人可取坐位，将老年人双手和食物放在老年人面前稳定的平台上。如果老年人的利手是患手并且只有一点功能，应考虑改变利手，采用患手稳定碗、健手运送食物的方式。如果老年人的患侧上肢具有运动功能，在进食训练期间应加以促进和利用。

3）口腔运动。由于口腔颌面关节活动受限、口周围肌群肌力低下、协调功能障碍等原因常造成吞咽困难或呛水的老年人，训练时要端正其头、颈及身体的位置以利于吞咽，具体方法可参考本章第 3 节学习单元 8——吞咽训练。

（2）穿脱衣训练。穿脱衣物是日常生活中不可缺少的动作，大多数老年人可以独立完成。穿脱衣训练遵循穿衣时先穿患侧，脱衣时先脱健侧的原则。

1）穿脱开襟上衣。老年人取坐位，用健手找到衣领，将衣领朝前平铺在双膝上；用健手协助患肢套进袖内并拉衣领至肩上；健手由颈后抓住衣领并向健侧肩部拉，再将健侧上肢套进衣袖内；系好扣子并整理。

脱衣的过程正好相反。用健手解开扣子，先用健手脱患侧衣袖至肩下，再脱健侧衣袖至肩下，两侧衣袖自然下滑后脱出健手，再脱出患手。

2）穿脱套头上衣。老年人取坐位，用健手将衣服平铺在健侧大腿上，领子放于远端；用健手将患肢套进袖内并拉到肘部以上，再穿健侧袖子；健手将套头衫背面举过头顶，套过头部；下拉并整理衣服。

脱衣时先将衣服拉至胸部以上，然后用健手拉住衣服背面使衣服从头后脱出，接着先脱出健手、后脱出患手完成脱衣。

（3）穿脱裤子训练

1）穿裤子。老年人取坐位，用健手从腘窝处将患腿抬起放在健腿上，患腿弯曲；用健手穿患侧裤腿，拉至膝上并移开患腿，全脚掌着地；穿健侧裤腿，拉至膝上；抬臀或站起并将裤子向上拉至腰部，整理系紧。

2）脱裤子。老年人取站立位，解开腰带，裤子自然下落；然后坐下，先抽出健腿，后抽出患腿；健腿从地上挑起裤子，整理好待穿。

平衡功能较好的老年人取坐—站式、平衡功能较差者取坐—卧式训练穿脱裤子。

（4）穿脱袜子和鞋

1）穿袜子和鞋。老年人取坐位，双手交叉或用健手从腘窝处将患腿抬起并放于健腿上，用健手为患足穿袜子或鞋，然后再放下患腿，全脚掌着地；重心转移至患侧，再将健侧下肢放在患侧下肢上，穿好健侧袜子或鞋。

2）脱袜子和鞋与穿袜子和鞋的顺序相反。下肢关节受限者可用穿袜自助器具辅助穿脱。

（5）个人卫生训练。对于能在轮椅上取坐位坚持30分钟以上、健侧肢体肌力良好、全身症状稳定的老年人，应尽快指导其进行个人卫生训练，最大程度地提高其生活自理能力，增强其自信心。

1）修饰。修饰包括梳头、洗脸、清洁口腔和修剪指甲。偏瘫老年人仅用一只手或一侧身体就可以完成个人卫生清洁和修饰。老年人坐在水池前，用健手打开水龙头放水，调节水温；用健手洗脸、洗患手及前臂；洗健手时，患手贴在水池边伸开放置或将毛巾固定在水池边缘，涂过香皂后，健手及前臂在患手或毛巾上搓洗。

拧毛巾时，可将毛巾套在水龙头或患侧前臂上，用健手将毛巾两端合拢，向一个方向拧干。打开牙膏盖时，可借助身体将物体固定，用健手将盖旋开，刷牙的动作由健手完成，必要时可用电动牙刷代替。清洗义齿或指甲时，可用带有吸盘的毛刷、指甲锉等固定在水池边缘。剪指甲时，可将指甲剪固定在木板上，木板再固定在桌上进行操作。

2）如厕。对于瘫痪老年人，如厕可通过使用便盆、坐便椅和如厕转移来完成。其中，使用便盆可在床上运动时同步完成；而使用坐便椅是完成类似床—椅转移后，且能自己穿脱裤子的情况下来完成的；如厕转移是指通过从床到椅转移至厕所，再转移至坐便器上，然后脱裤子到大腿中部，便完后用厕纸完成拭净动作，提好裤子，再冲水后转移出厕所的一系列动作。

3）洗澡。盆浴时，老年人坐在紧靠浴盆的椅子上，使用木制椅，高度与浴盆边缘相等；脱去衣物，用健手托住患腿放入盆内，再用健手握住盆沿，健腿撑起身体前倾，抬起臀部移至盆内椅子上，把健腿放入盆内。出浴盆顺序与上述步骤相反。淋浴时，老年人可坐在淋浴凳或椅子上，先开冷水管，后开热水管调节水温，淋浴较容易进行。洗澡时，用健手持毛巾擦洗身体，用长柄的海绵浴刷擦洗背部和身体的远端；对于上肢肘关节以上有一定控制能力的老年人，可将毛巾一端缝上布套，套于患臂上协助擦洗。洗澡完成后将毛巾压在腿下或夹在患侧腋下，用健手拧干。

2. 其他特殊功能的作业治疗

（1）关节活动功能训练。训练肩、肘屈伸功能可选择木工、篮球运动等，训练腕、指关节功能可选择油彩、绘画、乒乓球等，训练手指精细活动功能可选择编织、泥塑、刺绣、弹琴、书法等，训练髋、膝屈伸功能可选择自行车运动、上下楼梯等，训练足、踝活动功能可选择缝纫、自行车等。

（2）心理及情绪疏导。为转移注意力可选择象棋、纸牌、游戏等趣味性活动，为镇静、减少烦躁可选择绘画、刺绣、编织等简单、重复性强的作业；为提高自信心可选择书法、雕塑、制陶等艺术性作业及手工艺作业；为宣泄过激情绪可选择锤打作业及重体力劳动等作业；为减轻罪责感可选择清洁、保养、打结等简单手工劳动。

（3）社会生活和素质训练。培养集体生活习惯和合群性可选择集体活动；培养时间观念、计划性和责任感可选择计件作业、计划工作等。

三、注意事项

1. 充分调动老年人主动参与的积极性。如果发现老年人有消极情绪，应该及时找出原因，如难度是否过大、是否体力不支、是否缺乏兴趣等。

2. 在选择作业活动时，还要因地制宜，因人而异。老年人在家中和医院治疗过程中，可以采取不同形式的作业活动，应注意老年人的经济条件和家庭的人力情况。

3. 有的作业活动可能存在一定危险性，比如电气装配、舞蹈、烹饪等，所以进行这类活动必须有护理员或家属监护和指导，以防发生意外伤害。

4. 训练前做好各项准备，如帮助老年人排空大小便，避免训练中排泄物污染训练器具，固定好各种导管以防止训练中脱落等。

5. 遵循循序渐进的原则。训练时应从易到难、循序渐进、切忌急躁。可将日常生活活动的动作分解为若干个细小的动作反复练习，注意保护，以防意外发生。

6. 训练时要给予老年人足够的时间和必要的指导。护理员要有极大的耐心，对于老年人的每一次微小进步都应该给予适当的肯定和表扬，从而增强其信心。

7. 训练过程中及训练后要注意观察老年人的精神状况和身体状态，如是否疲劳、有无身体不适等，以便及时给予处理。

第 5 节　言语治疗

了解言语治疗的概念及要求

熟悉言语治疗的常用方法

了解言语治疗的注意事项

一、概述

言语治疗（Speech Therapy，ST）是对有言语障碍的老年人进行言语训练来改善其言语功能，提高其交流能力的一种治疗方法。若经系统的言语治疗，效果仍不理想者，可训练其利用非言语交流方式或借助替代言语交流的方法来达到交流的目的。

凡是有言语障碍的老年人都可以接受言语治疗，但由于言语训练需要双向交流，因此对于伴有意识障碍、情感障碍、行为障碍、智力障碍或有精神疾病的老年人，以及无训练动机或拒绝接受治疗的老年人，言语治疗效果难以达到预期。

二、言语治疗的方法

1. 失语症的康复

（1）口形训练

1）让老年人对着镜子检查自己的口腔动作与模仿的口腔动作是否一样。

2）让老年人模仿发音，包括汉语拼音的声母、韵母和四个声调。

3）护理员画出口形图，告诉老年人舌、唇、齿的位置，以及气流的方向和大小。

（2）听力训练

1）单词的认知和辨别。护理员每次出示一定数量的实物、图片或词卡，说出一个物品名称后让老年人指出相应的物品图片。

2）语句理解。护理员每次出示 5 个常用物品的图片，说出其中一个物品的功能，随后让老年人将其指出，也可用情景化进行对话。

（3）口语表达训练。逐步进行包括单词、句子、短文等的练习。

1）单词练习。从最简单的数字、诗词、儿歌或歌曲开始，让老年人自动、机械地说出单词，如"汽车"。

2）重复单词。先进行听觉训练，图片与对应词卡相配，如"汽车来了"。

3）重复句子、短文。用以上练习中所用的单词，同其他词组组合成简单的句子或短文让老年人反复练习。

4）实用化练习。出示一定数量的实物、图片，要求老年人完成简单的动作，如"把书放进书包里"。

（4）阅读理解及朗读训练。此方法主要进行视觉认知训练和听觉认知训练。

1）视觉认知训练。同时摆出 3 张图片，将相对应的词卡让老年人看过后进行组合练习。

2）听觉认知训练。将写有单词的词卡每 3 张一组摆出，老年人听护理员读一个词后，指出相应的词卡。

3）朗读单词。出示每张词卡，反复读给老年人听，然后与其一起朗读，最后让其自己朗读。

4）句子、短文的理解和朗读。开始时用句子或短文的词卡，让老年人指出情景画与相应实物；然后让老年人用"是""不是"回答提问，进行词卡理解训练；后期从报纸的故事中选出其感兴趣的内容，让其朗读。

2. 构音障碍的康复

（1）松弛训练。松弛训练的目的是通过肌肉的放松，降低非随意的言语肌的紧张，因此对痉挛型构音障碍的老年人较为重要，主要包括下肢放松、胸腹背肌肉放松、上肢放松和肩颈头部肌肉放松。

（2）呼吸训练。气流量和气流的控制是正确发音的基础。呼吸训练的方法是用鼻吸气、嘴呼气，呼气前要停顿以避免过度换气，后逐渐增加呼气时间，在呼气时尽可能长时间地发摩擦音"s""f"或交替发摩擦音和元音。

（3）发音训练

1）发音启动训练。深呼气，用嘴哈气，然后发"a"音，或先做发摩擦音口形，然后做发元音口形，如"su"音。也可以做打哈欠动作，因为打哈欠时可以完全打开声门，停止声带的内收。

2）持续发音训练。当老年人能够正确启动发音后可进行持续发音训练，即一口气尽可能长时间地发元音，用秒表记录持续发音时间，最好能够达到15～20秒。由一口气发单元音逐渐过渡到发2～3个元音。

3）音量控制训练。让老年人数数字，音量尽量大，也可以由小到大，再由大到小交替改变音量。

4）音高控制训练。许多构音障碍患者表现为语音单调或者高音异常（如过高、过低或过短）。因此，应让老年人练习低、中、高音调，帮助其找到最适音高，并在该水平稳固发音。

5）鼻音控制训练。深吸气，鼓腮维持数秒后呼出。

（4）口面与发音器官训练。该训练包括舌运动、唇运动、腭运动等，目的是改善发音器官的肌肉力量。

（5）语音训练。为了控制对话时语言的速度，护理员可与老年人进行简短问答练习，所问的问题应能使其做出简短的、可控制速度的回答，同时注意其发音的准确性。当老年人发单音困难时，应首先考虑其是否已进行足够的发音器官训练和交替运动训练，只有当舌、唇、颌以及软腭的运动范围、运动力量、运动速度、协调性和准确性的训练都已完成，才能进行发音训练。

（6）语言节奏训练。该训练可以帮助老年人控制语言节奏，使其说话更富有感情。疑问句、命令句，或者表示愤怒、紧张、警告、号召的语句需要使用升调；表示惊讶、厌恶、迟疑情绪的语句需要使用曲折调；一般陈述句使用平稳的平直调。练习简单陈述句、命令句，要求在句尾用降调；练习疑问句，要求在句尾用升调。

三、注意事项

1. 言语治疗要求老年人在训练的过程中全神贯注，因此对训练环境有严格的要求。训练环境应尽可能安静、避免噪声，以免干扰老年人的情绪，分散其注意力，加重其紧张感；摆放舒适稳定的座椅及高度适当的桌子；室内照明、温度、通风等要适宜。

2. 治疗前应准备好各种器材和仪器。开始训练前应有充分的时间安排训练计划和整理训练用具（如纸、笔、卡片等），尽量减少老年人视野范围内的物品。

3. 制订合理的训练计划，循序渐进，持之以恒。每次训练都从容易的项目入手，让老年人获得成就感，同时对微小进步都应给予鼓励。

4. 理解老年人的意图，并缓慢、清晰、简单、亲切地与其谈话，必要时进行重复。当听不懂老年人所说内容时，要耐心启发。

5. 充分利用老年人残存的能力，鼓励其用手势、画画、写字等方式进行交流。

6. 要给老年人足够的时间去思考和回答问题，不可不耐烦或取笑他们；应使用他们熟悉的言语跟他们谈话。

7. 以平等的态度真诚地对待老年人，不要以居高临下的口吻对其说话。

第6节　康复工程产品

学习单元1　轮椅及助行器具

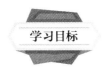

了解轮椅及助行器具的基本功能

熟悉轮椅及助行器具的基本结构

掌握常规康复轮椅及助行器具的选择、使用及护理方法

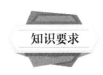

一、轮椅

1. 概述

轮椅作为康复工程的重要器具，主要用作行动不便或下肢伤残者的代步工具，从而使他们能进行身体锻炼和参与社会活动。轮椅的基本结构如图 4-53 所示。根据需要可以在轮椅的基本结构上添加其他功能，如电动轮椅是在普通轮椅的基础上增加了电子助力系统，减轻了使用者的体力消耗；智能轮椅是在电动轮椅的基础上，增加了定位移动、站立移动、遥控移动等功能。

在轮椅的基本结构中，主控轮为移动控制的主要部件，同时也是承重的主要部分；平衡轮起辅助支撑和平衡的作用；制动器的功能相当于刹车；其他部件作为身体支撑的主要单元，起着调节坐姿的作用，让轮椅乘坐者保持良好的身体姿态。手轮圈为轮椅所独有，直径一般比主控轮小 5 cm，偏瘫患者用单手驱动时，可再加一个直径更小的手轮圈以供选择。手轮圈一般由患者直接推动，也可以在手轮圈表面加橡胶等以增加摩擦力，或者沿手轮圈四周增加推动把手。

2. 轮椅的选择

在使用轮椅之前，首先应选择合适的轮椅。关于轮椅的选择，需要注意以

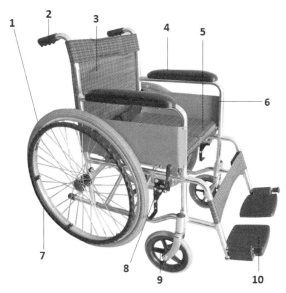

● 图 4-53 轮椅的基本结构

1—主控轮 2—手推把手 3—靠背 4—扶手 5—坐垫 6—轮椅架 7—手轮圈 8—制动器

9—平衡轮 10—脚踏板

下几点：

（1）座位宽度。测量患者坐下时两臀间或两大腿之间的距离，再加 5 cm 即座位的宽度，即坐下以后两边各有 2.5 cm 的空隙。如果座位太窄，患者上下轮椅比较困难，臀部及大腿组织会受到压迫；而座位太宽则不易坐稳，操纵轮椅不方便，双下肢易疲劳，进出门也有困难。

（2）座位长度。测量患者坐下后臀部至小腿腓肠肌之间的水平距离，将测量结果减 6.5 cm 即座位的长度。若座位太短，体重将主要落在坐骨上，易造成局部受压过多；而座位太长会压迫腘窝部影响局部的血液循环，并易刺激该处皮肤。对于大腿较短或有髋、膝屈曲挛缩的患者，使用短座位较好。

（3）座位高度。测量患者坐下时足跟（或鞋跟）至腘窝的垂直距离，再加 4 cm 即为座位的高度，在放置脚踏板时，板面至少离地 5 cm。如果座位太高，轮椅不能入桌旁；座位太低，则坐骨承受重量过大。

（4）坐垫。为了舒适并防止压疮，轮椅的椅座上应放坐垫。常见的坐垫有泡沫橡胶垫（5~10 cm 厚）或凝胶垫。为防止座位下陷，可在坐垫下放一张 0.6 cm 厚的胶合板。

（5）靠背高度。靠背越高，患者越稳定；靠背越低，患者上身及上肢的活动幅度就越大。测量坐面至腋窝的距离（一臂或两臂向前平伸），将此结果减10 cm 即为低靠背高度；坐面至肩部或后枕部的实际高度为高靠背高度。

（6）扶手高度。患者坐下时，上臂垂直，前臂平放于扶手上，测量椅面至前臂下缘的高度，再加 2.5 cm 即为扶手的高度。适当的扶手高度有助于患者保持正确的身体姿势和平衡，并可使患者上肢放置在舒适的位置上。扶手太高，患者上臂被迫上抬，易感疲劳；扶手太低，则需要患者上身前倾才能维持平衡，不仅容易疲劳，也会影响呼吸。

（7）其他。为了满足特殊患者的需要，可对轮椅其他辅助件进行设计，如增加手柄摩擦面和防震装置，为扶手安装臂托，或是方便患者吃饭、写字的轮椅桌等。此外，要充分了解轮椅各个按钮的功能。

3. 轮椅的使用

（1）轮椅的打开与收起。打开轮椅时，双手掌分别放在轮椅两边的横杆上（在扶手下方），同时向下用力按压即可，如图 4-54 所示；收起轮椅时，先将脚踏板收起，然后双手握住坐垫中间的两端，同时向上提拉即可，如图4-55 所示。

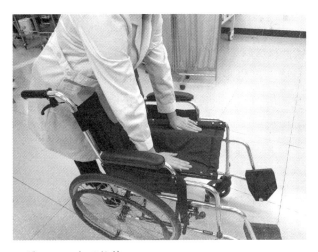

● 图 4-54　打开轮椅

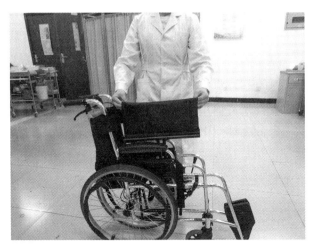

● 图 4-55　收起轮椅

（2）使用轮椅上下坡的方法

1）上坡时，护理员要保持轮椅平稳，手握把手缓慢用力，两臂保持屈曲，身体前倾，平稳向上推。

2）下坡时，采用倒车下坡的方法。护理员首先要叮嘱老年人抓紧轮椅两侧的扶手，然后握住把手，缓慢倒退行走，并注意观察后方情况。

（3）使用轮椅上下台阶的方法

1）上台阶时，护理员踩住轮椅后侧的杠杆，抬起前轮，以两后轮为支点，使前轮翘起移上台阶，再以两前轮为支点，双手抬把手带起后轮，平稳地移上台阶。

2）下台阶时，采用倒退下台阶的方法。护理员叮嘱老年人抓紧扶手，提起把手，缓慢地将后轮移到台阶下，再以两后轮为支点，稍稍翘起前轮，轻拖轮椅前轮移到台阶下。

（4）轮椅上下电梯的方法。采用轮椅上下电梯时，老年人和护理员都要背向电梯门，护理员在前，轮椅在后，进入电梯后要及时拉紧制动器。进出电梯可能经过不平坦的地方，要提前告知老年人。

4. 轮椅的护理

为了确保轮椅的最佳状态，需定期对轮椅进行保养。在使用轮椅前及一个月内，应检查其各个螺栓是否松动，如果有松动，要及时紧固。在正常使用中，每三个月应进行一次检查，确保所有部件运行良好。定期检查轮胎的使用状况，保持气压充足，同时不能与油、酸性物质接触，以防变质。经常检查活动、转动结构的灵活性，并涂润滑剂。如果由于某种原因，需要将轮子的轴拆去，在重新安装时应确保螺母不会松动。轮椅车座架的连接螺栓为松连接，严禁旋紧。对于电动轮椅要养成用后即充电的习惯，使电池电量保持饱满，禁止亏电存放，如果长时间不使用电动轮椅，亏电存放会严重影响其使用寿命，而且闲置时间越长，电池损坏越严重。因此，对于闲置的电动轮椅要养成定期充电的习惯，使电池长期处于"吃饱状态"，并避免雨淋，轻拿轻放。此外，需保持车身清洁，置于干燥通风处，防止部件锈蚀。

二、助行器具

1. 概述

由于我国目前已进入老龄化社会，而且偏瘫、截肢或其他下肢功能障碍的患者越来越多，因而助行器具已成为必要的康复辅助用具。

助行器具能支撑人体体重，保持身体平衡和辅助行走，借助它可以让腿脚不便的老年人或腿脚功能障碍甚至没有行走能力的患者能够简单行走。助行器具（见图4-56）主要有手杖、腋杖、助行器等，其中助行器又分为固定型助行器和轮式助行器。老年人在日常生活中多选择手杖和助行器。

2. 助行器具的选择

现在市面上的手杖高度多数是可调的，合适的手杖全长等于股骨大转子上缘至鞋后跟底部的距离。助行器高度的选择方法同手杖。

通常情况下，上、下肢衰弱、不协调或上、下肢均受累而不能通过腕、手负重的患者不宜使用助行器。偏瘫患者或单侧下肢瘫患者可选用手杖；固定型助行器稳定性能高，需要提起助行器前行，使用者应该具有较好的上肢肌力和一定的站立平衡能力；两轮助行器装有两个固定或摆动的前轮，无须提起助行器前行，使用者应有较好的站立平衡能力；四轮助行器是现在较为流行的助行器，移动灵活，易于操作，稳定性较其他框式助行器差，使用者应有较好的操控能力，但有些四轮助行器带有下压刹车功能，所以安全性相对有所提高。

3. 助行器具的使用

（1）手杖的使用

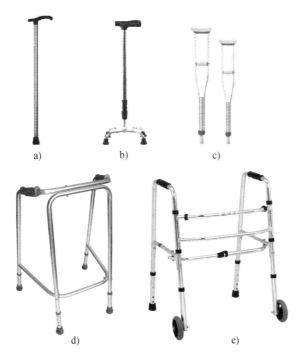

● 图 4-56 助行器具

a）单脚手杖 b）四角手杖 c）腋杖 d）固定型助行器 e）轮式助行器

1）三点步行。三点步行的顺序为先伸出手杖，然后迈出患足，最后迈出健足。这种方法适用于脑卒中老年人早期的步态训练。

2）两点步行。两点步行即先同时伸出手杖和患足，然后再迈出健足。这种方法步行速度快，适合偏瘫程度较轻、平衡功能好的老年人。

3）利用手杖上下楼梯

①上楼梯。健手扶楼梯扶手→手杖放患侧→健侧下肢迈上一级台阶→手杖上移→迈上患侧下肢。

②下楼梯。健手扶楼梯扶手并向前向下移→手杖放患侧→手杖下移→患侧下肢下移→健侧下肢下移。

（2）助行器的使用。助行器的优点是稳定性较高，可给恐惧感强的患者提供安全感；缺点是较笨重，不便于在狭小的空间使用。助行器适合下肢有一定支撑能力和迈步能力，但因肌力很弱而且协调能力差、依靠各类拐杖不能行走的残疾人和老年人。

助行器的使用方法是：双手分别握住助行器两侧的扶手，提起助行器向前移动 20~30 cm 后迈出患侧下肢，最后向前迈出健侧下肢，如此反复前进。

4. 助行器具的护理

助行器具的护理要点主要是保持其清洁，做好防滑措施，可根据实际情况增加防滑面，此外，需时常检查关键位置的牢固性，防止在使用时出现意外。

学习单元 2   自助器具

了解自助器具的基本功能

熟悉自助器具的使用及选择方法

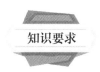

一、概述

自助器具（见图 4-57）是指根据患者身体状况设计的用于其日常生活自

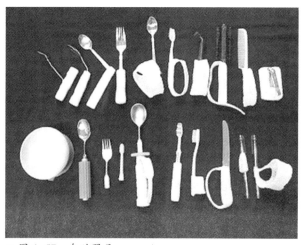

● 图 4-57   自助器具

理的一类器具，包括进食类、洗澡类、修饰类、穿着类、如厕类、阅读书写类、通信交流类、炊事类、取物类、文娱类等。自助器具不仅是一种辅助治疗的手段，还能在一定程度上弥补患者日常生活自理上的不足，提高患者自理能力，有助于他们树立重返社会的信心。

二、自助器具的使用及选择

应根据患者的身体情况，选择合适的自助器具。例如，加装弹簧的筷子，松手后由于弹簧的张力而自动分离，适用于手指伸肌无效或力弱不能自行释放筷子的患者；加长把手的叉、匙，适用于上肢活动受限、够不到碟或碗的患者；加粗把手的叉、匙、刀，适用于指屈曲受限或握力不足的患者；把向下弯的匙，适用于不能将匙勺放在碟上的患者；把向一方弯曲的成角叉、匙，适用于手功能受限，无法保持叉、匙与碟碗的正常角度的患者。

自助器具应当具有如下特点：提高个体的能力以达到患者在环境中的功能独立性；能很好地提高患者的学习和交流能力；必须足够简单，患者或护理员能在合理的时间内学会使用；美观，如果患者不喜欢器具的外形则不能规范地使用器具且很难达到治疗目的；患者及他们的家庭能够接受；使用的材料对患者无损害，易清洁；可以按个体需要并随着个体的功能进展而调节；必须强调自身在社区中的功能并帮助患者融入社区，而不是突出患者在社区中与其他成员之间的差异；轻便、舒适；价格低廉、购买方便。此外，应注意保持自助器具的清洁卫生，放于患者便于使用的位置。

学习单元 3　其他器具

学习目标

了解导盲器的基本功能及护理方法

了解助听器的种类及配置、护理方法

一、导盲器

老年人如果失去视觉,将对生活、工作、社交等造成严重的影响,特别是如何独立行走,是生活中最大的问题。导盲器是用于导引失明人群活动的设备与器械等的统称,如盲人手杖、盲人眼镜以及在公共场所、路口等处设置的引导盲人走路的音响设备和地砖等导盲设施,有帮助导引方向、判断方位、识别障碍物等功能。目前,根据失明老年人的身体特点,市面上已经有许多智能化的导盲器,可根据外界情况通过声音等方式反馈给老年人,从而引导老年人行走。

导盲器需要日常清洁,经常检查导引功能器件的运行情况,以免发生意外。此外,导盲器需要定期送到相应机构进行检修、维护,以保证导盲器的正常功能,延长导盲器的使用时间。

二、助听器

助听器是一个小型扩音器,把原本听不到的声音加以扩大,再利用听障者的残余听力,使声音能被送到大脑听觉中枢,从而感觉到声音。助听器主要由传声器、放大器、耳机、电源和音量调控五部分组成。助听器按传导方式分为气导助听器和骨导助听器;按使用方式分为盒式、眼镜式、发夹式、耳背式、耳内式、耳道式、深耳道式助听器。

在配置助听器时,需要先进行外耳道的检查,然后通过仪器进行精密听力检测,最后由专业人员根据检测结果选配助听器。患者在渡过佩戴适应期后,需定期进行听力复诊。

助听器作为一种高科技电子产品,选配后的科学使用及保养,是提高助听效果、延长使用寿命的重要环节。护理时要注意防潮,如果不使用,打开电池仓,擦拭清洁后放置在专用干燥盒子里;佩戴时注意保持耳部清洁,在使用中注意轻拿轻放。此外,助听器需定期送到验配中心进行全面保养,一旦发现助听器被摔后产生破损或声音异常现象,应及时进行检测、维修。

第 7 节　中国传统康复疗法

学习单元 1　灸法

了解灸法的概念及作用

熟悉施灸的操作方法

了解施灸的注意事项

一、概述

灸法是以艾叶等可燃材料或其他热源在腧穴或病变部位进行烧灼、温烤，以起到温通经络、调和气血等作用的医疗保健方法，是针灸疗法的重要组成部分。灸法具有温经散寒、扶阳固脱、消瘀散结、引热外行、防病保健等作用；现代医学研究认为，灸法具有局部温热刺激、免疫调节等作用。

二、施灸的方法

1. 艾炷灸

将艾绒用拇、食二指搓成纺锤状，再用拇、食、中三指捏紧置于平板上用力压紧，即成艾炷。艾炷上尖下圆，呈圆锥形，分为大、中、小三种。施灸时壮数（所用艾炷的数目）与艾炷大小，应根据病情需要、治疗部位和方法，以及病人体质情况灵活掌握。

（1）直接灸。直接灸是将艾炷直接放在皮肤上点燃施灸，又称明灸、着肤灸，如图 4-58 所示，临床上可分为化脓灸和非化脓灸。化脓灸留有瘢痕；非化脓灸不发灸疮，无瘢痕，易被人们接受。

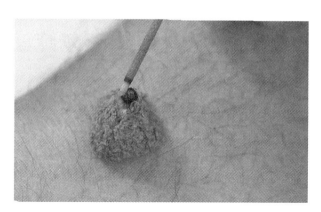

● 图 4-58　直接灸

（2）间接灸。间接灸是指在艾炷与皮肤之间使用药物等衬隔，又称隔物灸。常用的方法有隔姜灸、隔蒜灸、隔盐灸等。

2. 艾条（卷）灸

艾条（卷）灸是指用艾条（卷）在穴位上灸灼的方法，如图 4-59 所示。

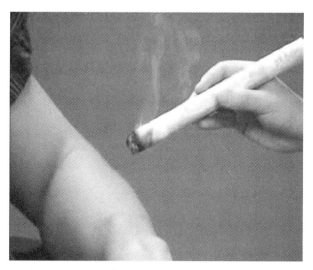

● 图 4-59　艾条（卷）灸

3. 温针灸

温针灸的方法：针刺得气后留针，将约 2 cm 长的艾条套置在针柄上，或将艾绒搓捏于针尾处，点燃施灸至艾段燃尽，如图 4-60 所示，若用艾绒，可灸 3~5 壮。温针灸适合既要留针又要施灸的患者。

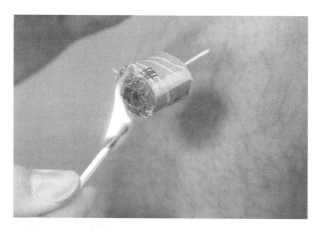

● 图 4-60　温针灸

4. 温灸器灸

温灸器灸是指将艾绒及药末点燃后置于温灸器中，如图 4-61 所示，待器具烧热后手持长柄在治疗部位上方来回熨灸 15~30 分钟，以局部皮肤红晕为度。

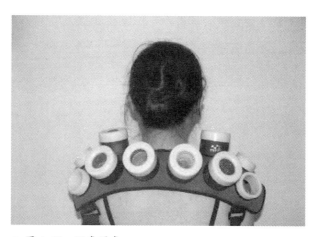

● 图 4-61　温灸器灸

三、注意事项

1. 护理员应严肃认真、专心致志、精心操作。施灸前应向患者说明治疗要求，消除其恐惧心理，取得患者的配合，防止发生晕灸。若需选用化脓灸时，必须先征得患者同意。

2. 施灸应选择正确的体位，要求患者的体位平正舒适，既有利于准确选定穴位，又有利于艾炷的安放和施灸的顺利完成。

3. 艾炷灸的施灸量常以艾炷的大小和灸壮的数量为标准。一般情况下，针对初病、体质强壮的患者艾炷宜大，壮数宜多；对于久病、体质虚弱的患者艾炷宜小，壮数宜少。按施灸部位的特点，在头、面、胸部施灸不宜大炷多壮；在腰、腹部施灸可大炷多壮；在四肢末端皮薄而多筋骨处不可大炷多壮；肩及两股皮厚而肌肉丰满处，宜大炷多壮。

4. 在施灸或温针灸时，要注意防止艾火脱落，以免造成皮肤及衣物的烧损。灸疗过程中，要随时观察患者的反应，及时调整灸火与皮肤间的距离，掌握灸疗的量，以免造成施灸太过，引起灸伤。灸后若局部出现水疱，只要不擦破，可任其自然吸收。

学习单元2　拔罐法

了解拔罐法的概念及作用

熟悉拔罐的操作方法

了解拔罐的注意事项

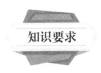

一、概述

拔罐法又称吸筒疗法、拔筒法，古称角法，是指应用各种方法排除罐筒内空气以形成负压，使其吸附体表以治疗疾病的方法。随着医疗实践的不断发展，不仅拔罐的方法和罐的质料不断得到改进和发展，而且治疗的范围也逐渐扩大，外科、内科等都有拔罐法的适应证，并经常和针刺配合使用。

二、拔罐的方法

1. 吸附方法

（1）火罐法。利用燃烧时火焰的热力，排去罐内空气，使罐内形成负压，将罐吸着在皮肤上。具体有下列几种方法：

1）投火法。将折叠的软质纸卷（或95%乙醇棉球）点燃后投入罐内，迅速将罐扣在人体体表。本法多用于身体侧面拔罐。

2）闪火法。用镊子挟住95%乙醇棉球并点燃，在罐内中部绕1~2圈后迅速抽出，将罐扣在人体体表，如图4-62所示。闪火法不受体位限制，吸附力大，较为安全，最为常用。优点是当抽出乙醇棉球时火焰已离开火罐，罐内无火，可避免烫伤，优于投火法。

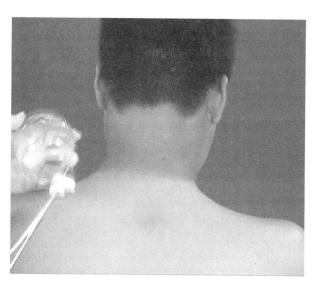

● 图4-62 闪火法

3）滴酒法。向罐子内壁中部滴1~2滴酒精，将罐子转动一周，使酒精均匀地附着于罐子的内壁上（不要沾罐口），然后用火柴将酒精点燃，将罐口朝下，迅速将罐扣在选定的部位上。

4）贴棉法。取大约0.5 cm见方的脱脂棉块，薄蘸酒精，紧贴在罐壁中段，用火柴点燃后马上将罐扣在选定的部位上。

5）架火法。准备一个不易燃烧及传热的块状物，直径 2~3 cm，放在选定的部位上，上置一小块酒精棉球，将棉球点燃后马上将罐扣上，立刻吸住，可产生较强的吸力，如图 4-63 所示。

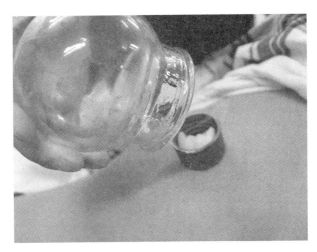

● 图 4-63　架火法

（2）水罐法。水罐法一般采用竹罐。先将罐子放在锅内加水煮沸，使用时将罐子倾倒用镊子夹出，甩去水液，或用折叠的毛巾紧扣罐口，乘热扣在皮肤上，即能吸住。

（3）抽气法。先将青霉素、链霉素等废瓶磨成的抽气罐紧扣在需要拔罐的部位，用注射器通过橡皮塞抽出罐内空气，使其内部产生负压，或用抽气筒套在塑料杯罐活塞上，将其内部空气抽出，即能吸住。

2. 拔罐方法

应用拔罐法时，可根据不同病情，选用不同的拔罐方法。常见的拔罐方法有以下 6 种：

（1）留罐。此法又称坐罐，即拔罐后将罐子吸附留置于人体体表 10~15分钟，然后将罐起下。一般疾病均可应用此法，而且单罐、多罐皆可应用。

（2）走罐。此法又称推罐，一般用于面积较大、肌肉厚的部位，如腰背部、大腿部等。选用口径较大的玻璃火罐，罐口要平滑，先在罐口或欲拔罐部位涂一些凡士林油膏等润滑剂，再将罐拔住，然后用右手握住罐子，向上、下、左、右需要拔罐的部位往返推动，至所拔部位的皮肤潮红、充血甚至瘀血时，将罐起下。

（3）闪罐。此法采用闪火法将罐拔住后，又立即起下，再迅速拔住，如此反复多次，以皮肤潮红为度。

（4）留针拔罐。此法是将针刺和拔罐结合应用的一种方法。即先针刺，待得气后留针，再以针为中心点将火罐拔上，留置 10~15 分钟，然后起罐拔针。

（5）刺血拔罐。此法又称刺络拔罐，即为应拔部位的皮肤进行消毒后，用三棱针点刺出血或用皮肤针叩打后再行拔罐，使针孔出血，以加强刺血治疗的作用。一般刺血拔罐留置 10~15 分钟。

（6）药罐。此法是指先在抽气罐内盛储一定的药液，一般为罐子的 1/2 左右，药物常用生姜、辣椒液、两面针酊、风湿酒等，或根据需要配制，然后按抽气法抽去罐内空气，使罐吸附在皮肤上。

3. 起罐方法

起罐时，一般先用左手夹住火罐，右手拇指或食指在罐口旁边按压一下，使空气进入罐内，即可将罐取下，如图 4-64 所示。若罐吸附力过强时，切不可硬行上提或旋转提拔，以轻缓为宜。

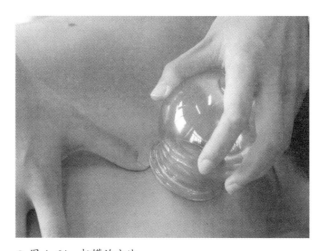

● 图 4-64 起罐的方法

三、注意事项

1. 拔罐时要选择适当的体位和肌肉丰满的部位。若患者有体位不当或多动，及骨骼凹凸不平、毛发较多的情况，均不可拔罐。

2. 拔罐时要根据所拔部位的面积大小选择大小适宜的罐。操作时必须迅速，做到"轻、快、稳、准"，才能使罐拔紧，吸附有力。

3. 用火罐法时应注意勿灼伤或烫伤皮肤。若烫伤或留罐时间太长导致皮肤起水疱时，小的水疱无须处理，仅敷消毒纱布，防止擦破即可；水疱较大时，用消毒针将水疱刺破放出水液，涂甲紫药水，或用消毒纱布包敷，以防感染。

4. 皮肤有过敏、溃疡、水肿的部位，及大血管分布部位，不宜拔罐；高热抽搐者不宜拔罐。

5. 在使用多罐时，要注意罐间距，防止吸拔太过或吸附不紧。

6. 有出血倾向性疾病及其他不宜拔罐者禁用或慎用。

学习单元3　按摩疗法

了解按摩疗法的概念及适用范围

熟悉按摩手法的基本要求

掌握按摩手法的动作要领

能够熟练应用各种按摩手法

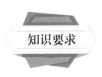

一、概述

按摩疗法是指在中医基础理论的指导下，按摩者用手或肢体其他部位按照特定的技巧和规范化的动作施加于患者身体，从而达到防病、治病或保健目的的方法。按摩主要有缓解肌肉痉挛、放松止痛、活血化瘀、消除肿胀、温通经络、疏通狭窄、松解粘连、滑利关节、整复错位等作用。

1. 按摩手法的基本要求

按摩手法是按摩防治疾病的主要手段，其熟练程度、功力深浅、选择手法及运用灵活性直接影响治疗效果。熟练的按摩手法应该有力、持久、均匀、柔和，从而达到深透的基本技术要求。

（1）有力。"有力"是按摩治疗的最基本要求，它包括手法直接作用于患者体表的力和维持手法所需的力两个方面。手法在操作过程中必须具有一定的刺激量才能使病变部位产生治疗效应，而要完成这一任务就需要通过"力"来实现。但需要注意的是：这种力量是技巧之力而不是蛮力和暴力，初学者往往会出现要么力量过大，要么力量不够的情况。力量过大者要注意使用巧力；力量不够者可以通过指卧撑或手指抓握等方法练习指力。只有掌握好手指的力量，才能熟练运用手法，避免手指的劳累和体力的过度消耗。

（2）持久。"持久"是指在手法操作过程中，能够严格按照规定的技术要求和操作规范持续工作，保持足够的时间，注意动作和力量的连贯性，以保证手法对人体能起到调整身体机能、防病治病的作用。

（3）均匀。手法操作时用力的轻重、速度的快慢、动作摆动的幅度都必须保持相对的平稳性和节奏性，不能时快时慢，用力不能时轻时重。应根据不同的部位选择相应的力量，通过节律性的良性刺激达到舒适、治疗的效果。

（4）柔和。手法操作前首先要询问患者对力量的承受力，操作时动作要轻柔灵活，变换手法时要自然协调，达到轻而不浮、重而不滞、刚柔相济。治疗疼痛部位时力量由轻到重，先周围后痛点，如果是慢性疼痛则可加大力量刺激痛点，可选用弹拨、拨揉等手法。

（5）深透。在手法治疗过程中，患者对手法刺激的感应和手法对机体的治疗效应，要求手法克服各种阻力后作用于体表，使力透皮入内，直达组织深层甚至脏腑，同时避免对正常组织造成损伤。操作手法时强调吸定人体体表，力量集中并维持足够的治疗时间。

总之，有力、持久、均匀、柔和、深透是互相渗透、密切相关的。有力是手法的最基本条件，持久的手法可以降低肌张力和加快新陈代谢，促进炎症介质的分解和排泄，均匀、柔和的手法更有利于治疗效应深透、持久，从而达到良好的治疗效果。

2. 按摩疗法的适用范围

按摩疗法的治疗范围很广，适用于骨伤科、内科、外科、妇科、五官科等疾病，还可用于保健、美容等领域。

二、按摩手法

1. 滚法

将手背近小指部或小指、无名指和中指掌指关节部着力于一定的部位或穴位上，通过腕关节的连续屈伸连同前臂的内外旋动作，使产生的力轻重交替、持续不断地作用于按摩部位的方法，称为滚法。

（1）动作要领。拇指自然伸直，其余四指自然屈曲，无名指与小指的掌指关节屈曲约90°，手背掌横弓排列呈弧面，以小指近掌指关节背侧作为基本吸定点着力于按摩部位，以肘关节的主动屈伸带动腕关节屈伸与前臂旋转的复合运动，使小鱼际和手背尺侧部在按摩部位做有节律地来回滚动，如图 4-65 所示。

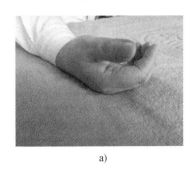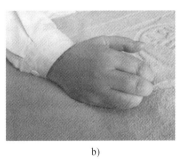

a)   b)

● 图 4-65　滚法

a）前滚　b）回滚

（2）注意事项

1）滚法操作时要吸定按摩部位，不能拖动、跳动和摆动。

2）进行移动操作时，压力要均匀，动作要协调并有节奏，不可忽快忽慢或时轻时重，滚动频率每分钟 120~160 次。

3）操作时压力、频率、摆动幅度要均匀，动作要灵活协调。

（3）临床运用。滚法压力较大，但用掌背面着力，接触面也较大，所以柔和舒适，适用于肩部、背部、腰臀部和四肢等肌肉丰厚部位。

2. 一指禅推法

将拇指指端、指腹或偏峰着力于一定部位或穴位上，以肘关节为支点，通过前臂、腕关节连续协调的摆动和拇指关节的屈伸运动，使产生的力通过拇指连续不断地作用于按摩部位的手法，称为一指禅推法。

（1）动作要领。手握空拳，拇指伸直盖住拳眼，将拇指指端或螺纹面着力于体表或穴位上。沉肩、垂肘、悬腕，前臂主动运动，带动腕关节有节律地左右摆动，使产生的力通过拇指端或螺纹面轻重交替、持续不断地作用于按摩部位或穴位上。

1）指峰推法。用拇指指端或螺纹面着力，通过腕部摆动带动拇指关节的屈伸活动，使力轻重交替且持续作用于按摩部位，如图 4-66 所示。

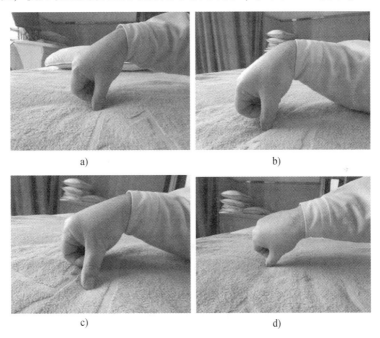

a)　　　　　　　　　　　　　b)

c)　　　　　　　　　　　　　d)

● 图 4-66　指峰推法

a）坐位姿势　b）悬腕、手握空拳，拇指自然着力　c）腕部向外摆动　d）腕部向内摆动

2）偏峰推法。以拇指桡侧偏峰部为着力面，动作要求同指峰推法。

3）屈指推法。拇指屈曲，指端顶于食指桡侧缘或螺纹面压在食指的指背上，余指握拳，将拇指指间关节桡侧或背侧着力于按摩部位或穴位上。运动过程同指峰推法。

（2）注意事项

1）上肢肌肉放松，不可用蛮劲，手掌虚握拳。

2）力应从掌而发，通过手指传达至螺纹面并作用于人体体表，从而使力含而不露。

3）在体表移动操作时，前臂维持较高的摆动频率，即每分钟 120~160 次，但拇指端或螺纹面的移动缓慢。

（3）临床运用。本法刺激量中等，接触面积较小，作用深透，适用于全身各部穴位。常用于头面部、颈项部、胸腹部、肩背部、腰骶部及四肢关节处。

3. 揉法

用手掌大鱼际（为区别于"小鱼际"，本书将"鱼际"统称为"大鱼际"）、掌根或手指螺纹面着力于按摩部位或穴位上，通过腕关节和前臂的摆动，做轻柔和缓的揉动并带动着力部位组织运动的手法，称为揉法。

（1）动作要领

1）大鱼际揉法。沉肩、垂肘，腕关节放松，呈微屈或水平状。拇指自然内收，其余四指伸直，用大鱼际附着于按摩部位上做轻柔缓和的揉动，并带动吸定部位组织一起运动，如图 4-67 所示。

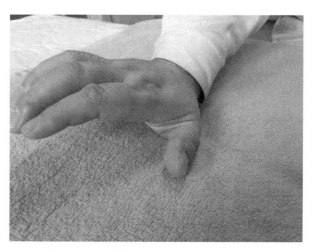

● 图 4-67 大鱼际揉法

2）掌根揉法。肘关节微屈，腕关节放松并略背伸，手指自然弯曲，以掌根部附着于按摩部位，以肘关节为支点，前臂做主动运动，带动腕及手掌连同前臂做小幅度的揉动，并带动该处皮下组织一起运动，如图 4-68 所示。

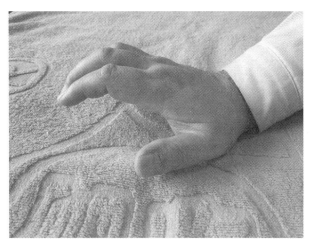

● 图 4-68 掌根揉法

3）指揉法。手指伸直，腕关节微屈，手指螺纹面着力于按摩部位或穴位上，前臂做主动运动，通过腕关节使手指螺纹面在按摩部位上做轻柔和缓的环旋运动。指揉法中最常用的是中指揉法。

（2）注意事项

1）揉法操作时应吸定按摩部位，并带动皮下组织一起运动，不能在体表摩擦。

2）动作要灵活，有节奏，频率为每分钟 120~160 次。

3）大鱼际揉法操作时前臂应有推旋动作；掌根揉法操作时施力可稍重些，腕关节略背伸，松紧适度；指揉法操作时腕关节要保持一定的紧张度，且轻快。

（3）临床运用。揉法是按摩的常用手法之一，常和按法、捏法、搓法等结合运用。本法刺激轻柔和缓，尤其适用于头面部、胸腰部、腰背部及四肢，多用于全身穴位。

4. 按法

将手指或掌着力于一定部位或穴位上，沿体表垂直方向向深部逐渐用力，"按而留之"的手法，称为按法。按法可分为指按法和掌按法。

（1）动作要领

1）指按法。将拇指螺纹面着力于按摩部位，其余四指张开置于相应位置以支撑助力，腕关节屈曲 40°~60°，拇指主动发力，垂直向下按压，如图 4-69 所示。当按压力达到所需力度后要稍停片刻，即"按而留之"，然后缓慢撤力，反复操作。

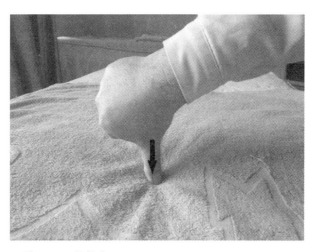

● 图 4-69　指按法

2）掌按法。以单手或双手掌面叠置于按摩部位，以肘关节为支点，利用身体上半部的重量，通过上、前臂传至手掌部，垂直向下按压，用力原则同指按法，如图 4-70 所示。

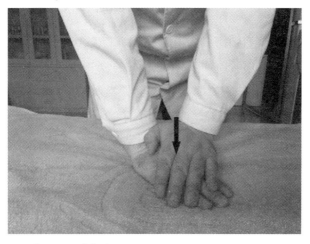

● 图 4-70　掌按法

（2）注意事项

1）按压部位要准确，着力部紧贴体表。指按法接触面积小，刺激较强，常在按后施以揉法，有"按一揉三"之说。

2）不可突施暴力。无论是指按法还是掌按法，用力原则均为由轻到重，停留片刻，再由重到轻。

3）手法操作忌突发突止，暴起暴落，避免造成骨折。

4）施力过程中一定要询问患者的感受，以便及时调整手法的刺激量，按压胸部、腹部时配合患者的呼吸。

（3）临床运用。按法是按摩的常用手法之一，刺激量大。指按法适用于全身各部，尤以全身经穴及痛点常用；掌按法适于背部、腰部、下肢后侧及胸腹部。

5. 点法

用指端或屈曲的指间关节等部位着力，对按摩部位进行持续性点压的手法，称为点法。点法主要有拇指端点法（见图 4-71）、屈食指点法（见图 4-72）、中指点法等。

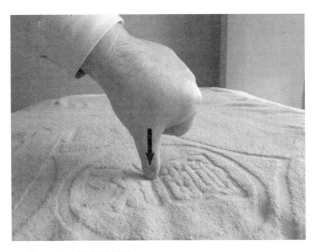

● 图 4-71　拇指端点法

（1）动作要领

1）拇指端点法。手握空拳，拇指伸直并紧贴于食指中节的桡侧面，以拇指端为着力点，持续点压于按摩部位。

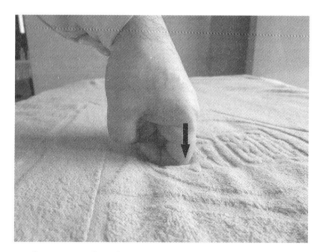

● 图 4-72　屈食指点法

2）屈食指点法。以手握拳并屈曲食指，以食指第一指间关节突起部为着力点，持续点压于按摩部位。

3）中指点法。中指点法分为中指指端点法和屈中指点法，基本操作同上。

（2）注意事项

1）点法操作时要自然呼吸，收放自如，不可突施暴力。

2）用力由轻到重，稳而持续，以患者有"得气"感、能耐受为度。

3）可点后加揉，缓解刺激，避免造成局部软组织损伤。

4）年老体弱、久病虚衰的患者要慎用点法，心脏功能弱者禁用。

（3）临床运用。本法从按法演变而来，着力面小、刺激量大，适用于全身各部穴位、痛点，有"以痛止痛"的功效。

6. 捏法

以拇指和其他手指相对用力将按摩部位做对称性挤压的手法，称为捏法。根据拇指与其他手指配合数量的多少可分为两指捏法、五指捏法等。

（1）动作要领。用拇指和食指、中指指面，或用拇指和其余四指指面夹住肢体或肌肤，相对用力挤压，随即放松，再用力挤压、放松，重复以上动作并逐渐移动。

（2）注意事项

1）双手同时操作要协调，不可用指甲掐压肌肤。

2）捏挤的动作应灵活、均匀而有节律性，移动时应顺着皮肤、肌肉的外形轮廓循序进行。

3）操作时要持续用力 1~3 秒，患处有酸胀感更好，速度可快可慢。

（3）临床运用。捏法多用于颈项部、背脊部、四肢。

7. 拿法

用拇指和其他手指相对用力，夹持按摩部位的肌肤筋膜，有节律地捏而提之的手法，称为拿法，如图 4-73 所示。

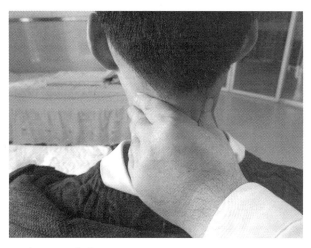

● 图 4-73　拿法

（1）动作要领。拇指和其他手指相对用力，以腕关节和掌指关节的协调活动，夹住按摩部位并逐渐收紧、挤压、提起，以拇指同其他手指的对合力进行轻重交替、连续不断、有节律的提捏并施以揉动。以拇指与食、中指指面为着力部称三指拿法；以拇指与食指、中指、无名指指面为着力部称四指拿法；以拇指与其余四指为着力部称五指拿法。

（2）注意事项

1）拿法为复合手法，含有捏、提、揉三种成分。操作动作要缓和、有连贯性，不能断断续续。

2）捏拿软组织宜多，捏提中宜含有揉动之力。

3）操作时不可使用指端、指甲内抠，不可突然用力或使用暴力。

4）拿捏后需配合揉摩，以缓解刺激引起的不适。注意拿捏时间不宜过长，次数不宜过多。

（3）临床运用。拿法是按摩的常用手法之一。拿法刺激量较强，常与其他手法配合使用，多用于颈项部、肩背部及四肢肌肉丰厚处。

8. 捻法

用拇、食指螺纹面相对捏持按摩部位进行捏揉捻动的手法，称为捻法。

（1）动作要领。用拇指螺纹面与食指螺纹面或食指桡侧缘相对捏持按摩部位，拇、食指主动运动，稍用力做快速对称性的捏揉、搓捻动作，如图4-74所示。

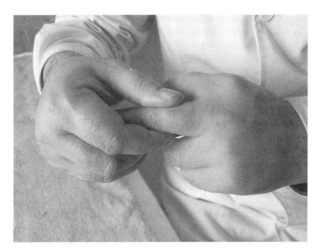

● 图4-74　捻法

（2）注意事项

1）捻动时用力要对称、均匀。

2）捻动要轻快柔和，每分钟约200次。

（3）临床运用。捻法刺激较轻，适用于四肢小关节部，常用于指（趾）间关节疼痛、肿胀或屈伸不利等病症。本法常与搓法、抖法等手法配合作为治疗的结束手法。

9. 弹拨法

用拇指指端等部位着力，深按按摩部位并弹而拨之的手法，称为弹拨法。

（1）动作要领。常用拇指弹拨，将拇指指端着力于按摩部位的一侧，其余手指置于另一侧。拇指用力下压至产生一定的酸胀感，再做与肌腱、韧带或经络垂直方向的来回拨动，如图 4-75 所示。

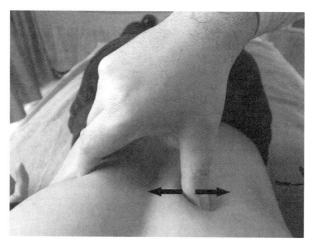

● 图 4-75　拇指弹拨法

（2）注意事项

1）明确按摩部位，一般找痛点、结节状物、条索状物等阳性反应点。

2）着力的大小应根据部位而定，拨动时指下应有弹动感，不能在皮肤表面摩擦。

3）弹拨法刺激量大，以患者能耐受为度，不可反复使用。

（3）临床运用。弹拨法适用于全身肌肉丰厚处。

10. 擦法

将指、掌或大、小鱼际部分着力于按摩部位，做较快速的直线往返运动，使按摩部位摩擦生热的手法，称为擦法。

（1）动作要领。上肢放松，腕关节自然伸直，以全掌、大鱼际或小鱼际为着力点作用于按摩部位，以肘或肩关节为支点，前臂或上臂做主动运动，使手的着力部分在体表做均匀的上下或左右直线往返摩擦移动，使按摩部位产生一定的热量。用指面着力称指擦法；用全掌着力称掌擦法；用手掌的大鱼际着力称大鱼际擦法，如图 4-76 所示；用小鱼际着力称小鱼际擦法。

（2）注意事项

1）操作时按摩部位应暴露，可在局部涂抹适量润滑剂，避免皮肤损伤。

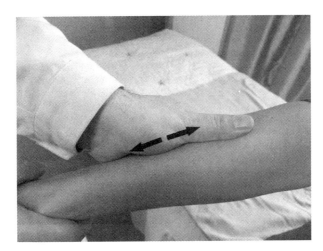

● 图 4-76 大鱼际擦法

2）着力部分要紧贴皮肤，压力均匀适中，以摩擦时不使皮肤起皱褶为宜。

3）摩擦时往返距离要拉得长，线路必须直线往返，不可歪斜，动作要连续不断。

4）以透热为度，摩擦频率一般每分钟约 100 次。

5）擦法多于手法结束之前使用，因此所擦之处不宜再用其他手法，以免损伤皮肤。

（3）临床运用。擦法柔和温热，适用于全身各部较为平坦处。其中指擦法主要用于颈部、肋间部；掌擦法用于胸腹部、胁肋部；大鱼际擦法用于四肢为主，尤以上肢为多用；小鱼际擦法用于背部、腰骶部及小腹部。

11. 推法

将指、掌、拳或肘部着力于体表一定部位或穴位上，做单方向直线（或弧线）推动的手法，称为推法。

（1）动作要领

1）拇指平推法。按摩者用拇指面着力，其余四指分开助力，按经络循行路线或与肌纤维方向平直向前呈单方向推移，称为拇指平推法，如图 4-77 所示。

2）掌平推法。按摩者用手掌着力，紧贴于按摩部位或穴位上，以掌根部为重点向一定方向推进，称为掌平推法，如图 4-78 所示。

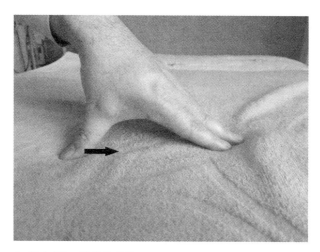

● 图 4-77 拇指平推法

3）拳平推法。按摩者平握拳，用食指、中指、无名指、小指的指间关节突起处着力或用拇指第二节桡侧面和食指、中指、无名指、小指第二节着力，向一定方向推进，称为拳平推法。

4）肘平推法。按摩者屈肘，用肘尖鹰嘴突出部着力，向一定方向推进，称为肘平推法。

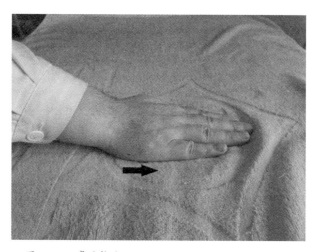

● 图 4-78 掌平推法

（2）注意事项

1）着力部要紧贴体表，呈单方向直线推移。

2）推进的速度缓慢均匀，宜慢不宜快，压力不可过重或过轻。

（3）临床运用。本法适用于全身各部。其中拇指平推法多用于头面部、颈项部、手足部；掌平推法多用于腰背部、胸腹部及大腿等部位；拳平推法多用于肩背部、腰臀部及四肢肌肉较丰厚处；肘平推法多用于体形肥胖者，尤以背脊部、腰臀部、大腿等部位多用。

12. 搓法

用双侧手掌掌面相对用力对称性地夹住肢体一定部位，做相反方向快速搓动的手法，称为搓法。

（1）动作要领。沉肩、垂肘，腕关节放松，手指自然伸直，以双手掌面夹住按摩部位，让患者肢体放松，上臂与前臂主动施力，做相反方向的快速搓动，同时缓慢地做上下往返移动，如图4-79所示。

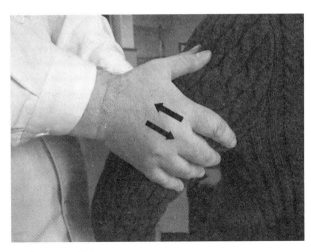

● 图4-79　搓法

（2）注意事项

1）按摩者要自然呼吸，不可屏气发力。

2）操作时双手用力要对称，夹持不宜太紧，避免造成手法滞涩。

3）搓动速度宜快，移动速度宜慢。

（3）临床运用。搓法刺激较为温和，可与揉法结合运用，常作为结束手法，适用于四肢、胁肋部。

13. 抹法

用单手或双手的螺纹面或掌面着力紧贴皮肤，做上下、左右或弧形的往返移动的手法，称为抹法。

（1）动作要领

1）指抹法。用拇指螺纹面紧贴体表，其余四指置于相应位置固定助力。以拇指的掌指关节为支点，拇指主动施力做上下、左右或弧线呈单向，或弧形往返的移动，如图4-80所示。

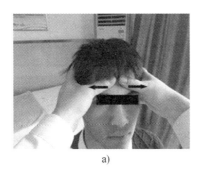 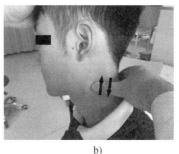

a)　　　　　　　　　　　　　　　　　b)

● 图4-80　指抹法

a）抹前额　b）推桥弓

2）掌抹法。将单手或双手掌面紧贴皮肤，以肘为支点，前臂主动用力做轻重适宜，上下、左右或弧形呈单向，或弧形往返的移动。

（2）注意事项

1）注意抹法与一指禅推法的区别。虽然有"推之轻为抹"之说，但一指禅推法是单向的直线运动，用力较抹法重，而抹法运动方向是灵活的。

2）抹法操作时压力要均匀，动作要和缓，即轻而不浮、重而不滞。

（3）临床运用。抹法是按摩的一种辅助手法，常作为起始手法或结束手法。指抹法适用于头面部、颈项部及手腕部；掌抹法适用于胸腹部、腰背部。

14. 拍法

用虚掌或特制的拍子拍打体表一定部位的手法称为拍法。

（1）动作要领。按摩者肩肘、腕部放松，用拇指螺纹面或掌面着力，五指并拢微屈使掌心空虚，手腕发力，有节律地拍击按摩部位，如图4-81所示，着力轻巧而有弹性。

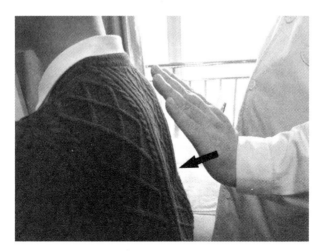

● 图 4-81　拍法

（2）注意事项

1）拍打时要使掌、指周边同时接触按摩部位，声音清脆而无疼痛感。

2）腕关节要放松，拍打时用力宜先轻后重；拍打后要迅速提起，不可在拍打部位停顿。双手拍打时可交替进行。

3）一般拍打 3~5 次即可，对肌肤感觉迟钝麻木者，可拍打至其表皮微红充血为度。

（3）临床运用。本法常用于肩背部、腰骶部及四肢，常作为按摩结束手法和保健手法使用。

15. 击法

用拳、手掌侧面、指尖或桑枝棒击打一定部位或穴位的手法，称为击法。

（1）动作要领

1）拳击法。握拳，腕关节稍背屈，不可屈伸，前臂外旋，通过肘关节的屈伸使拳背有节律地平击在按摩部位，如图 4-82 所示。

2）侧击法。五指自然并拢，掌指部伸直，腕关节伸直稍桡偏，通过肘关节的屈伸使单手或双手小鱼际部有节律地击打在按摩部位，如图 4-83 所示。

3）指尖击法。拇指伸直，其余四指自然分开屈曲，腕关节放松，通过前臂的主动运动带动腕关节屈伸，以使四指指尖有节律地击打在按摩部位，如图 4-84 所示。

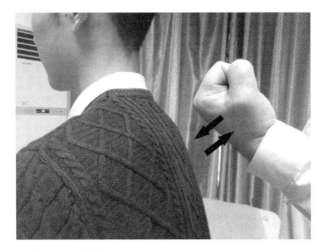

● 图 4-82　拳击法

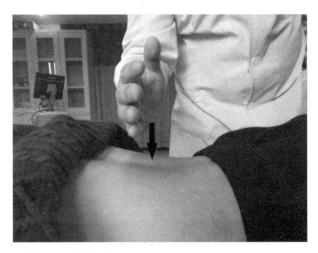

● 图 4-83　侧击法

4）桑枝棒击法。手握桑枝棒一端，通过前臂的主动运动，带动腕关节反复屈伸，使棒有节律地击打在按摩部位。

（2）注意事项

1）击打时用力要稳，含力蓄劲，收发灵活，避免暴力击打。

2）击打着力应短暂而迅速，要有反弹感，即一击到体表就迅速收回，不可有停顿和拖拉。

3）动作应连续而有节奏感，击打的方向要与体表垂直。

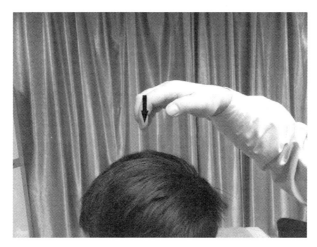

● 图4-84　指尖击法

4）对年老体弱者、婴幼儿禁用此手法。

（3）临床运用。拳击法多用于颈背部；侧击法多用于四肢部、肩颈部；指尖击法适用于头顶；桑枝棒击法多用于肩胛区、腰臀部及下肢后侧。

16. 抖法

用双手或单手握住肢体的远端进行上下小幅度、连续不断抖动的手法，称为抖法。临床上一般以抖上肢、抖下肢为常用。

（1）动作要领。患者放松肢体，被抖动的肢体要伸直，处于放松状态。按摩者站在其前外侧，取马步式，身体略前倾，用双手握住其肢体的远端，缓慢将被抖动的肢体向前外方牵拉并保持紧张感，然后两前臂微用力做连续的、小幅度的上下抖动，使之产生的振动波似波浪般传向肢体的近端，如图4-85所示。

抖动的幅度要小，频率要快，一般抖动幅度在3~5 cm。上肢抖法频率一般在每分钟200次左右；下肢抖法频率一般在每分钟100次左右。抖动所产生的振动波从肢体的远端传向近端。

（2）注意事项

1）叮嘱患者一定要放松肢体，配合治疗，否则无法进行。

2）抖法动作宜快速均匀，使力量持续不断地向近端传递，宜用巧劲，忌用蛮力。

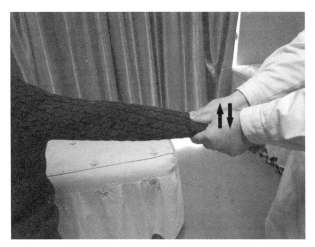

● 图 4-85　抖法

3）操作时按摩者要自然呼吸，不可屏气。

4）四肢关节习惯性脱位、严重骨质疏松者禁用。

（3）临床运用。抖法刺激温和，常作为结束手法使用，适用于四肢及腰部。

17. 摇法

使关节做被动环转运动的手法，称为摇法。

（1）动作要领。患者一般取坐位。按摩者一手握住或扶住患者被摇关节的近端肢体（有时起固定肢体的作用），另一手握住其关节的远端肢体，做缓和的环转运动，使关节产生顺时针方向或逆时针方向的转动。摇转的幅度应由小到大，逐渐增加。

（2）注意事项

1）按摩之前先用其他手法对按摩部位进行放松，在关节正常活动范围内进行摇转。

2）严格掌握患者的适应证、禁忌证，对椎体滑脱、外伤、骨折、严重骨质疏松等病症禁用摇法。

（3）临床运用。摇法适用于全身各关节处。颈部摇法适用于颈部，用于治疗颈椎病、落枕等。

三、全身保健按摩方法

老年人取俯卧位时，对其进行全身按摩的方法如下。

1. 按摩颈部

第 1 条线：沿着督脉从第 2 颈椎到第 7 颈椎自下而上单拇指揉、按、拨各 3 遍。第 2、3 条线：沿着颈椎两侧竖脊肌从肩中穴起自下而上单拇指揉、按、拨、理各 3 遍。第 4、5 条线：沿着颈椎两侧胆经从肩井穴起自下而上单拇指揉、按各 3 遍。因为颈部两侧有大量的血管，所以按摩时手法要轻。

2. 按摩头部

第 1 条线：从风府穴开始沿着督脉揉、按、拨各 3 遍到百会穴停止后深压 30 秒。第 2、3 条线：从天柱穴开始沿着两侧膀胱经揉、按、拨各 3 遍到络却穴停止后深压 15 秒。第 4、5 条线：从风池穴开始沿着两侧胆经揉、按、拨各 3 遍到承灵穴停止后深压 15 秒。第 6、7 条线：从翳风穴开始沿着两侧三焦经揉、按、拨各 3 遍到角孙穴停止后深压 15 秒。

3. 按摩肩部

揉肩颈部三角区（指柔、掌揉、肘揉），主要以肩中俞、肩外俞、肩井三个穴位为重点。按肩颈部三角区（指按、掌按、肘按），主要以肩中俞、肩外俞、肩井三个穴位为重点。肩部肌肉的放松手法有大鱼际揉法，叩击擦法，双手拇、食指提拉肩颈部，叩击等。揉、按要根据患者的受力程度来运用。

4. 按摩腰部

使用推、揉、拨、按、拿、擦以及叩击等手法针对脊柱两侧竖脊肌（膀胱经）进行按摩。揉时注意一定要揉到腰骶部髂前上棘上方的缝隙。拨理（指拨、掌拨、肘拨、指理、肘理）时注意脊柱与手法的距离。点按的穴位有：第 3 胸椎旁开 1.5 寸为肺俞；第 5 胸椎旁开 1.5 寸为心俞；第 7 胸椎旁开 1.5 寸为膈俞；第 9 胸椎旁开 1.5 寸为肝俞；第 10 胸椎旁开 1.5 寸为胆俞；第 11 胸椎旁开 1.5 寸为脾俞；第 2 腰椎旁开 1.5 寸为肾俞。

5. 按摩腿部

使用推、揉、拨、拿等手法针对从秩边穴开始沿着膀胱经一直到足小指的至阴穴进行按摩。侧卧屈股，环跳穴在股骨大转子最凸点与骶管裂孔连线的外

1/3 与中 1/3 交点处；承扶穴在大腿后方、臀下横纹的中点处；委中穴在腘窝
正中央凹陷处；承山穴在小腿伸直时出现的人字形凹陷处。

四、注意事项

虽然按摩治疗各种疾病比较安全、可靠，但按摩时仍需注意以下几个问
题，以免出现不良反应及意外。

1. 按摩前按摩者一定要修剪指甲，不戴戒指、手链、手表等硬物，以免
划破老年人皮肤，并注意按摩前后个人的卫生清洁。

2. 按摩前老年人要排空大、小便，穿好舒适的衣服，需要时可裸露部分
皮肤，以利于按摩。

3. 按摩前要全面了解老年人的基本情况，排除按摩禁忌证。

4. 按摩时按摩者要随时调整姿势，使自己处于一个合适松弛的体位，从
而有利于发力和持久操作。同时也要尽量让老年人处于一个舒适放松的体位，
这样有利于按摩治疗顺利进行。

5. 按摩时按摩者要保持身心安静、注意力集中，在轻松的状态下进行按
摩，同时也可以放一些轻松的音乐。

6. 按摩时，按摩者应注意观察老年人的全身反应，一旦其出现头晕、心
慌、胸闷、四肢出冷汗、脉细数等现象，应立即停止按摩，采取休息、饮水等
处理措施。

7. 急性软组织损伤、局部疼痛肿胀较甚、瘀血甚者，宜选择远端穴位进
行操作，当病情缓解后，再进行局部操作。

8. 为了避免过度刺激按摩部位的皮肤，可以选用一些皮肤润滑剂，如爽
身粉、按摩膏、凡士林油等，按摩时涂在按摩部位的皮肤上，然后进行按摩。

9. 老年人过于饥饿、饱胀、疲劳、精神紧张时，不宜立即进行按摩。

学习单元4　传统体育康复疗法

了解太极拳、八段锦、五禽戏的发展

熟悉太极拳、八段锦、五禽戏的作用

一、太极拳

太极拳是国家级非物质文化遗产。传统太极拳流派众多，常见的太极拳流派有陈式、杨式、武式、吴式、孙式、和式等，各派既有传承关系，相互借鉴，也各有特点，呈百花齐放之态。

太极拳能提高大脑皮层的生理功能，延缓大脑衰老的进程；促进全身血气流畅，改善呼吸系统和心血管系统的功能；可使身体各部分得到全面锻炼，延缓机体衰老的进程。另外，太极拳还有以下几点作用：

1. 改善神经系统，对精神创伤、神经类疾病，如神经衰弱、失眠、高血压等有较好的防治作用。

2. 改善循环系统，扩大肺活量，对心脏病、肺病、胃病、便秘、痔疮等有防治作用。

3. 提高人的平衡能力，防止骨质疏松，经常练习太极拳的人不容易摔跤和骨折。

4. 具有健美作用，太极拳的顶悬、沉肩坠肘、含胸拔背、松腹开胯、敛臀等身法要求，加上在练习时的腰部旋转，可使练习者的全身肌肉得到充分锻炼，保持良好的体形。

二、八段锦

八段锦是中国传统保健功法。八段锦形成于宋代，后在历代流传中形成许多练法和风格各具特色的流派，其动作简单易行，功效显著。古人把这套动作比喻为"锦"，意为动作舒展优美，如锦缎般柔顺；又因为其功法共为八段，每段一个动作，故名为"八段锦"。八段锦分为坐式八段锦和站式八段锦，整套动作柔和连绵、滑利流畅，有松有紧、动静相兼，气机流畅、骨正筋柔。

三、五禽戏

五禽戏是由东汉末年著名医学家华佗根据中医原理，以模仿虎、鹿、熊、猿、鸟五种动物的动作和神态编创的一套导引术。

现代医学研究证明，五禽戏不仅能使人体的肌肉和关节得以舒展，而且有益于提高肺与心脏功能，改善心肌供氧量，提高心肌排血力，促进组织器官的正常发育。

1982 年 6 月 28 日，卫生部、教育部和国家体育运动委员会发出通知，把五禽戏等中国传统健身法作为在医学类大学中推广的"保健体育课"的内容之一。2003 年国家体育总局把重新编排后的五禽戏等健身法作为"健身气功"的内容向全国推广。

本章思考题

1. 使用物理因子治疗技术时应注意哪些问题？
2. 关节活动训练有哪些类型？其作用有哪些？
3. 老年人进行肌力训练时应注意哪些问题？
4. 人类步行有哪些基本要求？
5. 简述呼吸训练的方法。

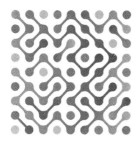

第 5 章

康乐活动

第1节 常用的健身器材

熟悉常用健身器材的名称及相应作用

熟悉使用健身器材的注意事项

一、使用健身器材的目的

人到老年，人体关节、肌肉会发生退行性病变，表现为肌肉的弹性、力量、耐力、控制力减弱等。人体运动系统发生老化的一个重要因素是缺乏运动。我国老年人所做的健身活动，大多以传统的静功和放松功为主，肌肉力量锻炼相对较少。越来越多的研究表明，肌力训练对老年人健康起着重要作用。正确使用这些健身器材不仅可以增加肌力，提高老年人的平衡能力、协调性和敏捷性，而且还可以帮助老年人调整身体的状态，保持正常体重，防治骨质疏松症等疾病的发生。

二、常用健身器材的作用和注意事项

健身器材是用于健身的专业器械。现在的健身器材有着极其广泛的使用范

围，不仅适用于人体健身、健美运动，而且还广泛应用于群众性体育娱乐活动、专业的基础训练和体能训练、康复训练等领域。

　　健身器材的种类繁多，从性能上可以分为有氧健身器材和无氧健身器材。有氧健身器材主要有跑步机、健身车、椭圆运转机、踏步机、划船器等；无氧健身器材主要有哑铃、杠铃等。针对老年人健身运动的特点，本书主要介绍社区内常用的健身器材，详见表 5-1；老年人在康复训练机构中常用的康复训练器具详见第 1 章第 2 节——康复训练常用器具。

表 5-1　社区内常用的健身器材

名称	图片	使用方法	作用	注意事项
健骑机		坐在座板上，双手拉动手柄，同时双脚踩动踏脚，做往返运动	能增强上、下肢的肌力，并能锻炼腰、腹部肌肉和按摩内脏，增强消化系统和心脏功能	锻炼时动作不宜过大，速度不能过快
漫步机		双手紧握横杠，双脚分别放在踏板上，双腿交替前后摆动	增强心肺功能及下肢、腰部肌肉力量，改善下肢柔韧性和协调能力，提高下肢各关节的稳定性	踏板未停时，禁止上下；不要往同侧打秋千；摆腿的幅度不得超过 45°，频率为每次 3~4 秒
椭圆机		双脚分站在踏板上，双手紧握把手，上肢进行前后屈伸，下肢做椭圆运动	训练上、下肢的协调功能，增强心肺功能	踏板静止状态方可上下；每站位限 1 人使用

续表

名称	图片	使用方法	作用	注意事项
扭腰器		双脚平稳站在圆形踏板上，双手握紧扶手，上身保持不动，腰部以下肢体左右转动	增强腰部、腹部肌肉力量，改善腰椎及髋关节柔韧性、灵活性，利于健美体形	扭腰时动作尽量要慢、柔，扭动幅度控制在80°以内
上肢牵引器		站于器材拉手下方，双手握手柄，两臂同时均衡施力，垂直向上下做匀速交替往返运动	锻炼上肢灵活性，增强神经对上肢的控制能力	切勿握铁链处，以免铁链夹伤手指
双人浪板		双脚站同一踏板上，双手紧握护杠，腰部用力做钟摆式运动	增强心肺功能和协调能力，改善血液循环和消化系统机能，加强腰椎及髋关节活动能力	每站位限1人使用；待摆臂静止时方可上下
双人腰背按摩器		腰或背紧靠按摩器上，上下左右缓慢移动，利用凸点对相关部位进行按摩	增强人体腰部及背部肌肉力量，调节人体神经系统	双手扶稳站立
太极推手器		面对双盘，手掌贴在圆盘边缘处，然后双臂做顺时针或逆时针方向转动	通过肩、肘、髋、膝等关节的活动和按摩手掌，可以达到贯通血脉、舒筋活络及增强相应关节功能的作用	锻炼时动作要到位，速度要适中

续表

名称	图片	使用方法	作用	注意事项
双人双杠		双手握杠，屈肘并做上下运动，禁止横向拉动双杠	增强上肢、肩部、胸部力量，改善心肺功能	该器材较适合中青年人群，老年人使用应注意防止肌肉拉伤
晃板		双手扶横杠，双脚在晃板上做弓步、左右不断晃动，或在晃板纵面，双手扶左右横杠做直弓步、前后晃动	增强下肢髋、膝、踝关节周围肌肉、韧带的弹性及力量，以保持下肢良好的功能	晃动时，上体必须保持正直，完全靠膝部屈伸驱动晃板
引体训练器		双手握紧横杠，用力上拉，缓慢还原，反复练习	增强上肢及背部肌群力量	适合于中青年人使用，老年人使用应注意防止肌肉拉伤

三、健身器材的适用对象和使用原则

1. 健身器材的适用对象

（1）身体健康，有意愿使用健身器材进行锻炼的老年人。

（2）因老化或某些疾病导致身体肢体功能缺陷，需要使用健身器材进行针对性训练的老年人。

2. 健身器材的使用原则

（1）老年人使用健身器材前，应充分确保自己的身体状况允许，切勿逞强。

（2）使用健身器材前应熟悉其性能，掌握其使用方法及注意事项。

（3）使用健身器材应有计划性，遵循因人而异、量力而行、循序渐进的原则。

（4）使用健身器材时应确保环境安全。

第2节 老年人的健身运动

了解适合老年人运动的类型

熟悉老年人健身运动的原则

掌握衡量老年人适宜运动量的方法

掌握老年人健身的注意事项

一、老年人健身运动的类型

1. 散步

散步是一种最简单易行的健身运动,可在室内、室外进行,既能舒筋活络、通畅血脉,又能调节情绪。散步最好在绿色植物生长的环境中进行,时间、速度和距离因人而异,一般以中速(每分钟80~90步)或快速(每分钟100步以上)的锻炼效果最好。研究显示:一个人每天坚持20分钟有规律的散步,其心肌缺血的发生率要比活动少的人低1/3左右,机体代谢率提高48%左右,这对冠心病、糖尿病和神经衰弱的老年人来说是非常重要的。

2. 慢跑

跑步能增强心肌收缩力,增加肺活量,改善心肺功能,防治高血压、高血脂、肥胖症等。慢跑的速度一般为每分钟120~130 m,不超过步行速度的2倍,以不感觉气短、难受,能边跑边与人说话为宜。结束时,应缓慢步行或原地踏步做整理活动,以逐渐恢复到安静状态。但慢跑产生的伤害案例较多,曾有猝死等相关报道,因此心血管功能有明显损害者或体质较差者,不宜贸然进行。慢跑者不应随意加快速度变成快跑,以免发生意外。

3. 游泳

游泳适用于体力较好的老年人,老年人游泳前要注意检查身体,下水前先做 3~4 分钟的准备活动，水温不宜过低，下水的时间不宜过长，游泳速度不宜过快，以每天 1 次或每周 ≥3 次、每次游程不超过 500 m 为宜，有严重心血管疾病、传染病和皮肤病患者不宜游泳。游泳前的准备活动可以做水中步行，逐渐增加运动时间，但时间不宜过久，以防肌肉痉挛甚至心绞痛发作。

4. 球类运动

适合老年人的球类运动项目比较多，如乒乓球、网球、门球、健身球等。球类运动既能锻炼肌肉关节力量，又能调节大脑皮质的兴奋度及小脑的灵活性和协调性。球类运动是一个集体性的运动项目，可以增加老年人的人际交往，减轻老年人的孤独和寂寞感。

5. 太极拳与气功

太极拳与气功是我国传统的民族运动项目，为许多老年人所喜爱。太极拳的运动量可以通过动作的快与慢加以调整，通常练一套简化太极拳以 4~8 分钟为宜；气功也深受老年人青睐，它可以调节大脑皮质功能，降低血压，促进胃肠排空，可以通过调节体内的"元气"，达到祛病养心的目的。

6. 骑自行车

骑自行车是一项全身性的运动，可增强机体各系统的功能，尤其可锻炼腿部肌肉，增强肢体和关节的灵活性和柔韧性。但若交通拥堵，快速骑车可能会造成交通事故，且骑车者容易精神紧张，因此可在晨间、运动场地内进行。

7. 旅游

旅游可以使人饱览大自然的奇异风光和历史、文化、习俗等人文景观，让人获得精神上的享受；同时，置身在异域的风景，呼吸一下清新的空气，让身心进行一次短暂的旅行，更能使人获得放松。

8. 跳舞

跳舞是把音乐与舞蹈有机结合起来的一种运动形式，对冠心病、高血压、肥胖症、便秘、癌症等疾病有防治作用。随着社会文明的发展，越来越多的老年人参与社会集体性文娱活动，跳舞就是一种时尚。跳舞前，要评估个人身体情况，如夜间休息是否良好、身体是否有不适等。跳舞能促进血液循环，使人心情愉悦，促进老年人的身心健康。

9. 书画

有人把练书法、绘画比作"不练气功的气功锻炼"。首先，书法讲究意念，练习时必须平心静气、全神贯注、排除杂念，这与气功的呼吸锻炼和意守有异曲同工之妙；其次，书法、绘画都讲究姿势，要求头端正、肩平齐、胸张背直、提肘悬腕，将全身的力量集中在上肢，这与气功修炼的姿势极为接近。

10. 钓鱼

经常到郊外走走，本身就是一种锻炼。水边河畔空气清新，让人感到悠然自得，心旷神怡，有利于加速人体的新陈代谢，起镇静、催眠、降压、减轻疲劳的作用。垂钓时鱼儿上钩，钓鱼者的欢快轻松之情溢于言表，从而达到"内无思虑之患，外无体疲之忧"的养生境界。

11. 折纸等手工艺活动

折纸等手工艺活动可以提高老年人的积极主动性和耐心，锻炼老年人的动手能力，延缓衰老速度，降低多种病症的发生率。有些手工艺活动如折纸花等，由于步骤比较复杂，有些老年人学习过程较慢，所以先学会的老年人可以教还没学会的老年人，在互帮互助的过程中，增强了彼此情感的联系。

二、老年人健身运动的原则

1. 因人而异

老年人应根据自己的年龄、体质状况、场地条件等选择适合的运动项目，控制适当的运动量。

2. 循序渐进

运动可以提高人体的功能，但老年人对运动负荷的耐受能力下降，需要有一个逐渐适应的过程，所以运动量要由小到大，动作由简单到复杂，不要急躁冒进，急于求成。

3. 持之以恒

通过锻炼增强体质、防治疾病，有一个逐渐积累的过程，一般要坚持数周、数月甚至数年才能取得效果。在取得疗效以后，仍需坚持锻炼，才能保持和加强效果。所以，运动锻炼一定要坚持进行、持之以恒。

4. 主动参与

老年人应主动参与运动训练，只有主动参与才能充分实现运动调控、神经元募集、神经功能重塑、心理调适等目的，获得较好的治疗效果。

5. 全面锻炼

老年人的功能减退是多器官、多组织、多系统的多维功能障碍，因此应全面审视老年人的运动，确保其形式多样化。

三、衡量老年人适宜运动量的方法

1. 持续的时间

除去准备活动和整理活动外，老年人的运动持续时间为 15~60 分钟，一般为 20~30 分钟。运动时间长短宜与运动强度相互协调，在康复治疗中通常采用中等量的运动。如果运动强度大了，可用缩短运动时间来调整运动量至中等；反之，如果运动强度偏小，则延长运动时间，使运动量保持中等。通常对坐位工作者、患有心脏疾病而症状并不明显者，第 1 周可在中等运动强度下运动 20~30 分钟，如果能适应，经 1~2 周规律运动后，第 3 周可逐渐将运动时间增至 45 分钟左右。一天运动总时间不超过 2 小时为宜。

2. 运动强度

运动强度是指运动时的剧烈程度。运动锻炼要求有足够而又安全的运动强度，这对患有心血管疾病或呼吸系统疾病的老年人来说，尤为重要。老年人的运动强度应根据个人的能力及身体状况来选择。

对于肌肉力量的训练项目，老年人适宜的运动强度应以每次训练所引起的肌肉酸痛在 24 小时内基本消失为宜；而增加关节柔韧性的训练则以做到韧带产生的不适感在数小时内完全消失为宜。

国际通用的方法是用心率来反映运动强度。简单方便的监测方法是用年龄来预计必须达到的心率水平。运动中心率保持在"170 - 年龄（岁）"之内，则可认为运动强度是比较安全的。但对于患有心脏疾病的老年人而言，为确保运动安全，必须做一些医学上的运动负荷试验以指导其选择适宜的运动强度。

老年人适宜的运动量也可以用心率恢复到运动前水平的时间来评估：运动结束后心率在 3 分钟内恢复者表明运动量较小；在 3~5 分钟内恢复者表明运动量适宜；在 10 分钟以上才能恢复者表明运动量太大。

运动量的大小还可以结合老年人的自我感觉综合判断。如果运动时全身有热感或微微出汗，运动后感到身体轻松愉快或稍有疲劳、食欲增加、睡眠良好、精神振作，表示运动量适当；如果运动后身体不发热或无微微出汗，脉搏次数不增加或增加不多，说明运动量还小，应加大运动量；如果运动后感到疲劳乏力、头晕、胸闷、气促、心悸、食欲减退、睡眠不良等，说明运动量过大，应减少运动量；如果在运动中出现严重的胸闷、气喘、心绞痛或心率减慢、心律失常等，应立即停止运动，并进行治疗。

四、老年人健身运动的注意事项

1. 老年人参加运动前要认真进行全面的身体检查，特别要注意心血管系统的功能检查和运动器官的检查。

2. 老年人要尽力戒除危害身体健康的不良嗜好，还应特别避免在饱餐后 2 小时内进行锻炼。

3. 运动时的着装应舒适、轻便、透气，并根据冷暖及时调整，以棉制品为好。

4. 运动时要顺应四季气候变化，夏季注意防止中暑，冬季注意保暖。

5. 老年人应尽量选择运动强度低、对下肢关节冲击小的项目，预防发生损伤。

本章思考题

1. 老年人使用健身器材时有哪些注意事项？

2. 适合老年人的运动有哪些？

3. 哪些方法可以评价老年人运动量是否合适？

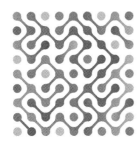

第6章

老年人常见疾病的康复护理

第1节　脑卒中患者的康复护理

了解脑卒中的概念及危害
了解对脑卒中患者进行康复护理评定的内容及方法
掌握脑卒中患者的康复护理措施
熟悉对脑卒中患者的康复教育方法

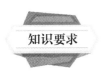

一、概述

脑卒中又称"中风"或者"脑血管意外"，是一种急性脑血管疾病，是由于脑部血管突然破裂或因血管阻塞导致血液不能流入大脑而引起脑组织损伤的疾病，包括缺血性和出血性两类。

脑卒中具有发病率高、死亡率高和致残率高的特点。缺血性脑卒中的发病率高于出血性脑卒中；出血性脑卒中的死亡率高于缺血性脑卒中。不同类型的脑卒中，治疗方式不同。

二、主要功能障碍

1. 运动功能障碍

运动功能障碍属中枢性瘫痪，多为一侧肢体瘫痪，是重要的致残原因。脑卒中早期运动功能障碍表现明显。早期瘫痪肢体肌肉松弛、肌张力低下、腱反射减弱或消失，不能自主活动；数日后瘫痪肢体肌张力增高、腱反射亢进并出现异常的姿势反射，即痉挛性瘫痪。

2. 感觉功能障碍

脑卒中患者会出现不同程度、不同类型的感觉功能障碍，主要表现为痛觉、温度觉、触觉、位置觉、运动觉、振动觉的减退或者丧失。

3. 共济障碍

共济障碍又称共济失调，是指四肢协调动作和行走时的身体平衡发生障碍。脑卒中患者常见的共济障碍有大脑共济障碍、小脑共济障碍。

4. 认知障碍

认知障碍主要指定向、注意力、记忆、思维等方面的功能障碍，以及失用症、失认症等，如视觉失认、听觉失认、触觉失认等。

5. 言语障碍

脑卒中患者的言语障碍主要表现为失语症和构音障碍。

6. 日常生活活动能力障碍

脑卒中患者由于运动协调能力异常，感觉功能、认知功能等多种功能障碍并存，导致日常生活活动能力严重下降。

7. 心理障碍

脑卒中患者常见的心理反应有焦虑、抑郁、拒绝接受等。脑卒中患者还可能出现吞咽障碍、膀胱与直肠功能障碍等。由于长期卧床、活动受限，部分患者可出现废用综合征等。

三、康复护理评定

1. 运动功能评定

脑卒中患者的运动功能评定包括关节活动、肌力、张力、平衡与协调功能及步态等内容。具体评定方法有 Brunnstrom 6 级分期、Fugl-Meyer 运动功能评定法、改良 Ashworth 痉挛评定等，各有侧重，可根据需要选用。

2. 日常生活活动水平的评定

脑卒中患者由于多种功能障碍并存，常导致与衣、食、住、行、个人卫生等有关的基本动作和技巧能力下降或丧失，常采用 Barthel 指数评分表进行日常生活活动水平的评定。

四、康复护理措施

1. 软瘫期的康复护理

脑卒中患者发病 1~3 周内（脑梗死 1 周左右，脑出血 2~3 周），康复护理应尽早介入，目的是预防并发症及继发性损害，为下一步功能训练做准备。软瘫期的康复护理一般每 2 小时更换一次体位，保持良肢位，以预防压疮、肺部感染及痉挛模式的发生为护理目标。具体康复护理措施如下：

（1）良肢位的摆放。良肢位摆放包括健侧卧位、患侧卧位、仰卧位。

（2）肢体被动活动。如果患者病情较稳定，发病 3~4 天起患肢所有的关节都应做全范围的关节被动运动，防止关节挛缩。从近端关节至远端关节，每天做 2~3 次，直至主动运动恢复。同时对患肢进行按摩，防止和减轻水肿。按摩要轻柔、缓慢、有节律。

（3）主动活动。软瘫期的所有主动训练都在床上进行，主要包括翻身训练和桥式运动。

1）翻身训练。翻身训练包括向健侧翻身和向患侧翻身两种训练方法，具体内容详见第 4 章第 3 节学习单元 3——体位转移训练。

2）桥式运动。桥式运动分为双桥运动形式和单桥运动形式。患者取仰卧位，双腿屈曲，然后伸髋、抬臀并保持，此为双桥运动形式；患者患腿屈曲，伸直健腿，然后伸髋、抬臀并保持，此为单桥运动形式。运动时两腿之间可夹持枕头或其他物体。该运动可以抑制下肢伸肌痉挛模式，并有利于提高骨盆对下肢的控制和协调能力，是成功的站立和步行训练的基础。

2. 痉挛期的康复护理

一般在软瘫期的 2~3 周，肢体开始出现痉挛并逐渐加重，持续 3 个月左右。此期的康复护理目标是通过抗痉挛的姿势体位来预防痉挛模式和控制异常的运动模式，促进分离运动的出现。

（1）抗痉挛训练。大部分患者患侧上肢屈肌痉挛占优势，下肢伸肌痉挛占优势。卧床期间进行下肢训练可以改善下肢控制能力，为以后步行训练做准备，主要包括髋、膝屈曲训练和踝背屈训练等，同时坚持卧位抗痉挛训练和被动活动肩关节与肩胛带。

1）卧位抗痉挛训练。采用 Bobath 式握手上举上肢，使患侧肩胛骨向前，患肘伸直；仰卧位时双腿屈曲，Bobath 式握手抱住双膝，将头抬起，前后摆动使下肢更加屈曲。此外，还可练习桥式运动，抑制下肢伸肌痉挛。

2）被动活动。肩关节和肩胛带患侧仰卧，采用 Bobath 式握手用健侧带动患手上举，伸直和加压患臂，有利于上肢运动功能的恢复，也可预防肩痛和肩关节挛缩。

（2）坐位及坐位平衡训练。尽早协助患者坐起，以预防肺部感染、静脉血栓形成与压疮等并发症。坐位及坐位平衡训练包括坐位耐力训练和从卧位到坐起训练等。

1）坐位耐力训练。对长期卧床患者先从半坐位（约 30°）开始训练，如果患者能坚持 30 分钟而且无明显体位性低血压，则可逐渐增大角度（45°、60°、90°）、延长时间和增加次数。如果患者能在 90°坚持坐 30 分钟，则可进行从卧位到坐起训练。

2）卧位到坐起训练。具体内容详见第 4 章第 3 节学习单元 3——体位转移训练。

3. 恢复期的康复护理

恢复期早期患者患侧肢体和躯干肌还没有足够的平衡能力，因此坐起后常不能保持良好的稳定状态，需要帮助。帮助患者坐稳的关键是先进行坐位平衡训练。

（1）平衡训练。一般一级平衡训练完成后进行二级，即要求患者的躯干能做前后、左右、上下各方向不同摆幅的摆动运动。最后在一定的外力推动下进行三级平衡训练。

（2）步行训练。具体内容详见第 4 章第 3 节学习单元 5——步行训练。

（3）上肢控制能力训练。该训练包括臂、肘、腕和手的训练。即前臂的旋前、旋后训练，肘的控制训练，腕、指伸展训练等。

（4）改善手功能训练。该训练主要是患手反复进行放开、抓物和取物的训练，即作业性手功能训练、手的精细动作训练、日常生活活动能力训练。

4. 后遗症期的康复护理

一般脑卒中病程经过 1 年左右，若患者未积极康复或康复不当可能出现不同程度的后遗症，如肢体痉挛、关节挛缩畸形、运动姿势异常等。此期康复护理目的是指导患者继续训练和利用残余功能，训练患者使用健侧肢体代偿部分患侧的功能，同时指导家属尽可能改善患者的周围环境，争取最大程度的生活自理。

5. 言语功能障碍的康复护理

具体内容详见第 4 章第 5 节——言语治疗。

6. 摄食和吞咽功能障碍的康复护理

吞咽障碍是急性脑卒中患者的常见症状，应对其进行摄食训练。具体内容详见第 4 章第 3 节学习单元 8——吞咽训练。

7. 认知功能障碍的康复护理

认知功能障碍常常给患者的生活和治疗带来许多困难，所以认知训练对患者的全面康复起着极其重要的作用。

8. 心理和情感障碍的康复护理

在康复护理过程中，应充分结合脑卒中患者心理和情感障碍等因素，建立良好的护患关系，促进有效沟通，鼓励、帮助患者走出困境。

9. 常见并发症的康复护理

脑卒中患者康复过程中常见的并发症主要包括肩关节半脱位、肩-手综合征、压疮等。

（1）肩关节半脱位的康复护理，主要是进行侧方坐负重训练。患者取端坐位，上肢伸直，五指伸展分开，放于硬板椅上，或坐在床边，床垫宜硬，靠身体的力量移动患侧上肢，纠正肩关节半脱位。

（2）肩-手综合征的康复护理。肩-手综合征多发生于脑卒中发病后 1~2 个月内，表现为突然发生的手部肿痛且下垂时更明显，皮温增高，掌指关节、腕关节活动受限等症状。康复护理应以预防为主，早发现早治疗，早期应保持正确的坐卧姿势，避免长时间手下垂。另外，注意加强患臂被动和主动运动，以免发生手的挛缩和功能丧失。

五、康复教育

护理员对脑卒中患者及其家属进行健康教育主要包括出院前的康复指导和出院后的健康教育。

1. 出院前的康复指导

（1）康复指导。让患者及其家属了解疾病的治疗过程，理解康复治疗与护理的重要性，明确康复的意义与目标，养成良好的生活习惯，主动参与各期的康复训练。此外，应充分发挥患者家庭和社会支持系统的作用，使其给予患者最大的心理安慰。

（2）预防复发的健康宣教。告知患者定期到医院或社区康复训练机构接受随访，嘱咐其遵照以下康复原则：①康复训练必须持之以恒；②积极治疗原发病，如高血压、糖尿病、高脂血症、心血管病等；③生活规律，避免便秘；④戒烟，限酒；⑤心态平和，合理饮食；⑥活动适量，不宜过度疲劳等。

2. 出院后的健康教育

出院后健康教育的主要目的是预防脑卒中复发，所以应告知患者及其家属坚持按康复原则调养，同时指导患者及家属做好以下工作：

（1）居家环境的评定与改造。护理员通过家访评定脑卒中患者的居住环境是否有不利于患者活动的障碍物，根据需要指导患者家属进行必要的改造，如去除门槛、改为坐式便器、增加扶手等，以保证患者活动的方便和安全。

（2）康复护理技术指导。一方面教育患者及其家属正确对待疾病和残疾；另一方面对长期卧床的患者，要指导患者及其家属使用正确的护理方法，尽可能帮助患者预防压疮、肌肉萎缩、感染等并发症；此外，应教会高血压患者家属测量血压等护理技术，定期复查。

（3）行为干预。良好的生活习惯有利于降低脑卒中的发生率，患者在家属的监督下应坚持遵照预防复发的康复原则修身养性，保持情绪稳定，积极防治原发病。

第2节　帕金森病患者的康复护理

了解帕金森病的概念及危害

了解对帕金森病患者进行康复护理评定的内容及方法

掌握帕金森病患者的康复护理措施

熟悉对帕金森病患者的康复教育方法

一、概述

帕金森病又称震颤麻痹，是一种常见的神经系统变性疾病，临床表现为静止性震颤、运动迟缓、肌张力增高、姿势步态异常等运动障碍。帕金森病主要发生于50岁以上的中老年人，60岁以上发病率明显增多，提示年龄老化与发病有关。我国65岁以上人群的患病率大约是1.7%。此外，环境因素、遗传因素都与帕金森病的发生有关。

震颤和强直是帕金森病的重要特征。震颤早期出现在肢体远端，以手部震颤最为多见。震颤在静止时出现，随意运动时减轻或消失，睡眠时消失，紧张时加重。严重时也可出现头部震颤，且合并运动性震颤。强直表现为伸肌和屈肌的张力同时增高，在被动运动中始终存在，称为"铅管样强直"，如同时合并震颤，则在伸屈肢体时感到在均匀阻力上出现断续的停顿，如同齿轮转动一样，称为"齿轮样强直"。此外，老年人还可能出现思维和智力障碍，自主神经功能紊乱的症状。

二、主要功能障碍

1. 运动功能障碍

震颤是多数帕金森病患者的常见首发症状，常表现为静止性震颤，多数患者在活动中也有震颤。震颤早期影响患者的书写、持物等，严重者生活不能自理。强直限制了患者的活动程度，早期出现动作笨拙，后期患者全身肌肉僵硬，甚至成为植物状态。此外，患者还可能表现为运动迟缓和步态异常。

2. 认知功能障碍

帕金森病患者早期表现为判断力、理解力下降，记忆障碍，智力障碍；后期则表现为痴呆。

3. 语言障碍

由于帕金森病患者肌肉的强直和协调功能异常，多数患者可出现语言混浊、节奏单调、缺乏语调等言语障碍。

4. 吞咽障碍

帕金森病患者喉部肌肉运动功能障碍，导致其吞咽困难，如进食过快会发生呛咳和噎塞。

5. 膀胱功能障碍

帕金森病患者常表现为尿频、尿急、尿流不畅、尿潴留、尿失禁等。

6. 潜在的并发症

潜在并发症包括肺部感染、泌尿系统感染、压疮等。

三、康复护理评定

1. 运动功能评定

运动功能的评定主要通过姿势、步态、从椅子上起立、用手写字、面部表情等来评定。

2. 认知功能评定

在交流时以提问的方式，或者在和老年人一起做游戏的过程中进行评定。

3. 语言障碍评定

语言障碍的评定主要通过交流、观察来进行。

4. 吞咽障碍评定

对意识清醒的老年人，可让其饮水或进食，观察其有无呛咳、噎塞等。

5. 膀胱功能障碍评定

评定老年人有无尿潴留、尿失禁、尿路感染的症状和体征。

6. 并发症的评定

肺部感染、压疮主要与长期卧床有关；泌尿系统感染与膀胱功能障碍或者留置尿管有关。

四、康复护理措施

1. 运动功能障碍的康复护理

运动锻炼对运动功能障碍尤为重要，其目的在于防止和减轻关节强直与肢体挛缩。应尽量鼓励老年人做力所能及的事，如自己进食、穿衣等；并鼓励老年人做自己喜爱的运动，如散步、打太极拳等。对于已经发生强直和挛缩的老年人，在照顾他们时，尤其是在翻身、起床时动作一定要轻柔，切忌使劲牵拉，以防止骨折的发生。

2. 认知功能障碍的康复护理

可以陪老年人读书，给老年人讲故事和聊天；可与家属沟通，找一些之前老年人感兴趣的话题，激发老年人的兴趣。

3. 语言障碍的康复护理

多与老年人交流，要有耐心，让老年人多说话、多阅读，沟通时给老年人足够的表达时间；训练中注意老年人的发音力度、音量、语速，鼓励老年人坚持连续不间断地训练，减缓病情发展。

4. 吞咽障碍的康复护理

指导老年人进行如鼓腮、伸舌、龇牙、吹吸等面肌功能训练，可以改善面部表情和吞咽困难；叮嘱老年人进食易消化的食物，可将其打成糊状；对于特别容易出现呛咳的老年人，应置鼻饲管。

5. 膀胱功能障碍的康复护理

可对患尿潴留的老年人进行腹部按摩、热敷以刺激排尿；对于无法排尿或因尿失禁导致皮肤损伤的老年人，可留置导尿管。

五、康复教育

1. 药物指导

告知老年人及其家属本病需长期或终身服药治疗，让他们了解常用药物的用法、注意事项及不良反应的观察与处理；告诉他们在长期服药过程中可能会突然出现某些症状的加重，注意随访。

2. 皮肤护理

老年人因震颤和不自主活动，出汗多，尿失禁老年人因尿液浸渍，易造成皮肤刺激，可能出现皮肤破损和继发性皮肤感染，应勤洗勤换，保持皮肤卫生。对卧床时间长的老年人，应注意勤翻身、勤擦洗，防止其局部皮肤受压，预防压疮。

3. 安全护理

老年人外出时原则上要有人陪伴，尤其是智力障碍者，还应随身携带腕带或者其衣服口袋内放置写有老年人姓名、住址和联系电话的卡片。同时防止意外的发生，如避免进食带骨、带刺的食物，不要让老年人单独使用热水器、锐利器械等。

第3节　阿尔茨海默病患者的康复护理

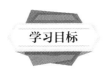

学习目标

了解阿尔茨海默病的概念及危害
了解对阿尔茨海默病患者进行康复护理评定的内容及方法
掌握阿尔茨海默病患者的康复护理措施
熟悉对阿尔茨海默病患者的康复教育方法

一、概述

阿尔茨海默病是一种起病隐匿的进行性发展的神经系统退行性疾病，临床上以记忆障碍、失语、失用、失认、视空间技能损害、执行功能障碍，以及人格和行为改变等全面性痴呆表现为特征，65 岁以前发病者称为早老性痴呆，65 岁以后发病者称为老年性痴呆。

阿尔茨海默病在多种因素（包括生物和社会心理因素）的作用下才发病。从目前研究来看，发病的可能因素和假说多达 30 余种，如家族史、头部外伤、低教育水平、甲状腺疾病、育龄过高或过低、病毒感染等，另外，丧偶、独居、经济困难、生活颠簸等社会心理因素也可成为发病诱因。

二、主要功能障碍

1. 记忆障碍

记忆障碍表现为记忆力下降，同一问题反复提问。

2. 视空间技能障碍

视空间技能障碍表现为思考及接受新资讯有困难，对时间及方向感觉混乱。

3. 语言障碍

语言障碍表现为词汇量减少，谈话过程因找词困难而突然中断，逐渐地，所说的话不能被理解，也不能理解他人提出的问题，不能参与交谈，最后只能发出别人不能理解的声音，终至缄默。

4. 失用和失认

面容认知不能者不认识亲人和熟悉朋友的面容；自我认知受损者可产生镜子征，患者坐在镜子前与镜子中自己的影像说话，甚至问自己的影像是谁。

5. 计算障碍

计算障碍严重者连简单的加减法也不会计算，甚至不认识数字和算术符号，完全丧失数的概念，也不能回答检查者伸出的是几个手指。

6. 功能性精神障碍

功能性精神障碍表现为坐立不安、多疑、易激动、淡漠、焦虑、抑郁，可出现妄想、错觉、幻觉、伤人毁物行为。

7. 运动障碍

运动障碍表现为过度活动和不安，如无目的地在室内来回走动，或半夜起来乱摸、开门、关门、搬东西等。随之本能活动丧失，大小便失禁，生活不能自理。

三、康复护理评定

阿尔茨海默病起病缓慢、隐匿，多见于 70 岁以上的老年人，少数患者在躯体疾病、骨折或精神受到刺激后症状迅速明朗化，女性患者较男性多。主要表现为认知功能下降、精神症状和行为障碍、日常生活的能力逐渐下降。根据患者认知能力和身体机能的恶化程度分成三个时期。

1. 轻度痴呆期

患病第一阶段（1~3 年）为轻度痴呆期。患者表现为记忆力下降，对近事遗忘突出；判断能力下降，不能对事件进行分析、思考、判断，难以处理复杂的问题；工作或家务劳动漫不经心，不能独立进行购物、处理经济事务等，社交困难；尽管仍能做些熟悉的日常工作，但对新的事物却表现出茫然难解，情感淡漠，偶尔激动，常有多疑；出现时间定向障碍，对所处的场所和人物能做出定向，对所处地理位置定向困难，复杂结构的视觉空间能力差；言语词汇少，命名困难。

2. 中度痴呆期

患病第二阶段（2~10 年）为中度痴呆期。患者表现为远近记忆严重受损；简单结构的视觉空间能力下降，时间、地点定向障碍；在处理问题、辨别事物的相似点和差异点方面有严重困难；不能独立进行室外活动，在穿衣、个人卫生以及保持个人仪表方面需要帮助；不能进行计算；出现幻觉；可见失语、失用和失认；情感由淡漠变为急躁不安，常走动不停；可见尿失禁。

3. 重度痴呆期

患病第三阶段（8~12 年）为重度痴呆期。患者记忆力严重丧失，仅存片段记忆；日常生活不能自理，大小便失禁，完全依赖照护者；呈现缄默、肢体僵直，查体可见锥体束征阳性；有强握、摸索和吸吮等原始反射，最终昏迷。一般死于感染等并发症。

针对老年性痴呆，临床常采用痴呆评定量表（CDR）来进行康复护理评定，详见表6-1。

表6-1　临床痴呆评定量表（CDR）

项目	无痴呆 CDR=0	可疑痴呆 CDR=0.5	轻度痴呆 CDR=1	中度痴呆 CDR=2	重度痴呆 CDR=3
记忆力	无记忆力缺损或只有轻度不恒定的健忘	轻度、持续的健忘；对事情能部分回忆，属"良性"健忘	中度记忆缺损；对近事遗忘突出，有碍日常活动的记忆缺损	严重记忆缺损；能记住过去非常熟悉的事情，新发生的事情则很快遗忘	严重记忆丧失；仅存片断的记忆
定向力	能完全正确定向	除时间定向有轻微困难外，能完全正确定向	时间定向有中度困难；对检查的地点能定向；在其他地点可能有地理性失定向	时间定向有严重困难；通常对时间不能定向，常有地点失定向	仅有人物定向
判断力和解决问题的能力	能很好地解决日常问题、处理职业事务和财务；判断力良好，与过去的水平相同	在解决问题、判别事物间的异同点方面有轻微困难	在解决问题、判别事物间的异同点方面有中度困难；社会判断力通常保存	在解决问题、判别事物间的异同点方面有严重困难；社会判断力通常受损	不能做出判断，或不能解决问题
社会事务	在工作、购物、志愿者和社会团体方面独立的水平与过去相同	在这些活动方面有轻微损害	虽然可能还参加但已不能独立进行这些活动；偶尔检查是正常的	不能独立进行室外活动；可被带到室外活动	不能独立进行室外活动；病重得不能被带到室外活动
家庭和爱好	家庭生活、爱好和需用智力的兴趣均保持得很好	家庭生活、爱好和需用智力的兴趣轻微受损	家庭活动轻度障碍，放弃难度大的家务，放弃复杂的爱好和兴趣	仅能做简单家务，兴趣保持的范围和水平都非常有限	丧失有意义的家庭活动

项 目	无痴呆 $CDR=0$	可疑痴呆 $CDR=0.5$	轻度痴呆 $CDR=1$	中度痴呆 $CDR=2$	重度痴呆 $CDR=3$
个人料理	完全有能力 自我照料	完全有能力 自我照料	需要督促	在穿着、卫生、个人财务保管方面需要帮助	个人料理方面需要很多帮助；经常两便失禁

评分标准：对以上6项能力分别做出等级评估，但各项得分不叠加，而是根据总的评分标准将6项能力的评定综合成一个总分，最后根据总分确定患者的痴呆程度：$CDR=0$为无痴呆，$CDR=0.5$为可疑痴呆，$CDR=1$为轻度痴呆，$CDR=2$为中度痴呆，$CDR=3$为重度痴呆。

四、康复护理措施

1. 认知功能障碍的康复训练

一般将认知功能障碍分为智力障碍、记忆障碍、注意力障碍、视空间障碍、语言障碍、情感反应障碍等。以下简单介绍阿尔茨海默病患者的认知功能障碍康复训练方法。

（1）记忆训练。训练记忆力被称为脑细胞的"体操运动"。经常做这种"体操"，可以防止脑的老化，是健脑的良方。记忆训练应该关注其过程，而不是结果，重在参与训练。护理员应该根据患者记忆力受损的程度选择图片的类型与难度。针对受损较轻的患者，可选择一些风景类、动物类的图片；针对受损比较严重的患者，应选择一些"日常用品"类的物品图片；针对受损严重的患者，应该选择某些系统提供的"亲人图像记忆"功能，训练患者对亲人相貌的记忆能力。

（2）智力训练。智力训练与记忆训练是紧密结合的。智力训练效果好，会促进记忆功能的改善；而记忆功能的改善又会进一步推动阿尔茨海默病患者智力的恢复。智力训练包括以下几个方面：

1）观察能力训练。观察能力是在有目的、有组织、有思维参与的感知过程中形成的一种稳固的认识能力，是智能构成的一个重要因素。护理员可适当设计一些游戏提高患者的观察能力，如大家找错误、隐藏的戒指、找不同、找蟑螂、找字、捉迷藏等。

2）自然事物分类能力训练。分类是指按照一定的标准把事物分成组，即分门别类的一种思维方法。训练阿尔茨海默病患者分类能力是智能培养的重要内容之一。护理员可适当设计一些游戏提高患者的自然事物分类能力，如水果分类、蔬菜分类、厨具分类、车子分类等。

3）计算能力训练。计算能力主要指患者在对数字概念的理解与简单的计数运算中所具备的数学逻辑思维能力。护理员可适当设计一些游戏提高患者的计算能力，如数学计算、数西瓜、数草莓、买菜、数工具、数昆虫等。

4）视觉空间辨识能力训练。视觉空间辨识能力是人们对客观世界中物体的空间关系的反应能力，主要包括空间知觉能力和空间想象能力两个方面。护理员可适当设计一些游戏提高患者的视觉空间辨识能力，如事物顶部的分析、四块拼图、倒影训练等。

5）想象力训练。想象是人们头脑中原有的表象经过加工改造和重新组合而产生新形象的心理过程，是一种高级复杂的认知活动。护理员可适当设计一些游戏提高患者的想象能力，如猜字、虫子吃苹果、反射镜、怪物猜想、爬格子、七巧板、拼图等。

6）右脑训练。护理员可采用一些右脑功能训练游戏，对患者右脑后半部意欲中枢进行感性刺激，使其脑功能得到明显改善，如麻将、五子连珠、象棋、跳棋等。

（3）语言训练。具体内容详见第 4 章第 5 节——言语治疗。

（4）音乐疗法的使用。护理员根据患者的病情和当时的实际情况选择音乐作为康复训练背景音乐，让其聆听或演唱与当前时间、季节、环境、事件有关的歌曲，从而改变患者思维混乱的现象。另外，音乐能够刺激患者的长期记忆、改善短期记忆和其他认知功能。

2. 生活照护

（1）环境。房间、睡床要固定，睡床最好又宽又矮，桌上不要放其他任何物品。每天一定要彻底检查整理床铺、房间及周围的环境。

（2）饮食。患者饮食应多样化，利于刺激其食欲；餐位应安全，有的患者习惯坐在固定的座位上心理才会很踏实；细心照顾患者进食，防止有的患者对食物不满而拒绝进食，有的患者用手抓食物，有的患者将食物藏起来悄悄进食等。

（3）活动。多鼓励患者结交朋友，参加活动、散步等，让他们能够精神活跃，积极乐观地对待生活。

3. 医学护理

（1）细心观察病情。老年人身体抵抗力下降容易发生各种并发症，但是痴呆病情较重的老年人又无法用语言表达自己的不适，护理员应通过老年人的表情等肢体语言进行判断。每日定时为其测血压、脉搏，每月为其称体重，争取及时发现老年人身体的异常情况。

（2）口腔护理。老年人如不能独立自主完成漱口并排斥刷牙，护理员应多与其沟通，争取在愉快的交流中帮助老年人完成刷牙、漱口等。

（3）异常行为护理。对于老年人的异常语言和异常行为，护理员要随时耐心聆听并观察，体恤他们的心情，抱有细致入微、不厌其烦的态度。护理员对老年人进行生活帮助时，动作应快捷准确，尽早完成，即使接触有严重暴力倾向的老年人，短时间也不会发生太大的问题。总之，护理员应尽量弄清老年人异常行为发生的原因和痴呆老年人的心理状态，再结合老年人各种功能障碍和能力下降等情况制定合理、科学的看护方案。

4. 心理疏导

护理员和家属都要关心爱护患者，注意尊重患者的人格，与他们对话时要避免使用呆傻、愚笨等词语。同时，要根据不同患者的心理特征，采用安慰、鼓励、暗示等方法，给予开导。对情绪悲观的患者，应该耐心解释，并介绍一些治愈的典型病例，以唤起患者战胜疾病的勇气和信心。鼓励家属对生活有困难的患者积极主动给予照顾，热情护理，以实际行动温暖患者的心灵。

五、康复教育

随着社会人口老龄化的迅猛发展，老年性痴呆患者数量日益增加，但是许多人对此并没有引起足够的重视，甚至存在"老糊涂是正常现象而不是病"的观念，导致该病知晓率、就诊率、治疗率很低，严重影响老年人的生活质量。因此，既要做好对老年性痴呆患者的康复护理工作，又要积极开展全民健康教育。

1. 防止精神衰退。老年人应勤用脑，加强对脑细胞的支持和保护；加强肢体精细活动；积极参加力所能及的社会活动，培养广泛的兴趣爱好，克服依赖心理，摆脱年老意识。

2. 保持健康的心态，避免精神刺激。老年人应随时保持心情愉悦、乐观豁达，遇悲而不痛、遇怒而不躁。

3. 注意饮食营养。老年人最好不用铝制品烧饭菜；平时饮食应多吃清淡食物，并常吃胡萝卜、酸奶、煮黄豆、鲜鱼和水果；做到"三高、三低、三定、两戒"，即高蛋白、高不饱和脂肪酸、高维生素，低脂肪、低热量、低盐，定时、定质、定量，戒烟、戒酒。

4. 养成良好的生活规律。老年人应养成良好的生活习惯，如早睡早起、定时进食、坚持锻炼等。

第 4 节 颈腰腿痛患者的康复护理

学习单元 1 颈椎病患者的康复护理

了解颈椎病的概念、分类及危害
了解对颈椎病患者进行康复护理评定的内容
掌握颈椎病患者的康复护理措施
熟悉对颈椎病患者的康复教育方法

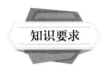

一、概述

颈椎病又称颈椎综合征，是由于颈椎间盘、骨关节、软骨、韧带、肌肉和筋膜等发生退行性病变及其继发改变，刺激或压迫周围神经、血管等组织而引起的一系列临床表现，好发于中老年人及长期伏案工作者。颈椎病根据临床表现的特点不同，分为以下 6 种类型。

1. 颈型

颈型颈椎病为早期型颈椎病，症状多轻微，以颈部症状为主，常于晨起、过劳、姿势不当及寒冷刺激后突然加剧。主要表现为：颈部酸、痛、胀及不适感，约半数患者颈部活动受限或呈强迫体位。

2. 神经根型

神经根型颈椎病临床最为多见。主要表现为：颈肩背痛，常伴有上肢麻木和感觉障碍；可有上肢无力和肌肉萎缩，腱反射异常；脊神经根牵拉试验与颈椎挤压试验阳性。

3. 脊髓型

脊髓型颈椎病占颈椎病的 5%~10%。主要表现为：四肢或下肢肌力不同程度的减退，一侧或双侧下肢麻木，手持物易坠，肌张力增高，腱反射亢进，出现病理反射等，后期可出现大小便功能障碍等自主神经症状。

4. 椎动脉型

椎动脉型颈椎病表现为：偏头痛、耳聋、耳鸣、眩晕、记忆力减退、精神抑郁、健忘、失眠、多梦、猝倒等。

5. 交感神经型

交感神经型颈椎病为颈部交感神经受到刺激所致，可表现为交感神经兴奋或抑制症状。主要表现为与体位无关的头晕、头痛或偏头痛，视物模糊，眼窝胀痛，心跳加快或减慢，肢体发凉怕冷等。

6. 混合型

混合型是指颈椎病的临床表现常以某一类型为主，其他类型不同程度地合并出现。

二、主要功能障碍

1. 关节活动受限

关节活动受限表现为颈椎活动范围减小，颈椎的前屈、后伸、左右侧屈和左右旋转受限。

2. 神经功能障碍

临床常用神经测试来检查神经功能。神经测试包括深肌腱反应、感觉、肌力、肌张力、脑神经、协调能力和病理反射测试。

3. 心理障碍

由于颈椎病疼痛剧烈或反复发作，使老年人心有余悸，不敢活动，加上对疾病的发展无法预知等因素，使老年人对自己的疾病产生了许多疑虑。

4. 日常生活活动受限

由于疼痛和关节活动度下降，老年人的日常生活活动明显受限。

三、康复护理评定

护理员应对颈椎病患者进行颈椎情况（包括运动度范围，感觉、运动、反射等能力）、日常生活活动能力、健康知识等方面的评定。

四、康复护理措施

1. 保持头颈部的良好姿势

（1）保持良好的睡姿。枕头的高度应合适，枕中央在受压状态下高度以 8~15 cm 为宜，曲线造型符合颈椎生理弯曲，枕芯透气性良好，可承托颈椎全段。颈椎病老年人一般以仰卧为主，侧卧为辅，要注意左右交替，侧卧时左右膝关节微屈对置。

（2）维持正确的体位姿势。颈椎病老年人休息时应使头部保持自然仰伸位，胸腰部保持自然曲度，双髋及双膝屈曲。同时注意纠正生活中的不良姿势，不宜长期低头伏案看书，也不宜长期仰头。

2. 颈椎牵引

颈椎牵引是治疗颈椎病的常用方法之一，简便易行，效果明显。颈椎牵引的主要目的是拉伸紧张或痉挛的骨骼肌，并起制动作用。

3. 使用颈围

颈椎病急性发作时，使用颈围有制动和保护的作用，有助于组织的修复与症状的缓解。颈围的高度必须合适，以保持颈椎处于中间位，最好为老年人定做。颈椎病急性期过后应及时去除颈围，否则会引起颈部肌肉萎缩、关节僵硬，不利于患者康复。

4. 理疗

针对颈椎病常用的理疗方法有高频电疗法、石蜡疗法、红外线治疗等。

5. 按摩

护理员可根据老年人病情选择合适的按摩手法，但若使用不当，会出现颈骨折、脱位、脊髓损伤等并发症，因此护理员应注意观察老年人在按摩后的身体反应情况。

6. 医疗体操

医疗体操的主要作用是通过颈背部的活动，增加颈背部肌肉的力量和颈椎的关节活动度，以保持颈椎的稳定性、灵活性和柔韧性。常见的医疗体操有犀牛望月功、问号功、风字功、米字功等。

7. 心理护理

若护理和预防措施得当，绝大多数颈椎病患者预后良好，其生存质量基本不受影响。故护理员要做好颈椎病老年人的心理护理，解除其不安和恐惧心理，充分调动其配合治疗的积极性。

五、康复教育

1. 重点指导老年人纠正颈部不良睡眠姿势，切忌无枕、高枕和俯卧位睡姿，因为这些姿势均破坏颈椎的自然生理曲度。

2. 避免长时间低头看书、侧头看电视、进行过屈颈部和过仰头部的工作（如打字、缝纫、书写等），如果需长期处于一种不良姿势时应坚持做颈部保健操，使各肌群和韧带得到锻炼和休息。

3. 避免头颈部发生外伤。

学习单元2　腰椎间盘突出症患者的康复护理

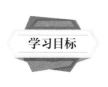

学习目标

了解腰椎间盘突出症的概念及危害

了解对腰椎间盘突出症患者进行康复护理评定的内容

掌握腰椎间盘突出症患者的康复护理措施

熟悉对腰椎间盘突出症患者的康复教育方法

一、概述

腰椎间盘突出症是老年人常见的腰腿痛疾病，男性患者较女性患者多。腰椎间盘突出症主要是指下腰椎的纤维环破裂和髓核组织突出压迫、刺激相应水平的一侧或双侧坐骨神经所引起的一系列症状和体征，以腰椎 4 ~ 5、腰椎 5 ~ 骶椎 1 椎间盘发病率最高。诱发因素有退行性病变、职业、吸烟、心理因素、医源性损伤、体育活动损伤、寒冷、肥胖等。不同年龄段腰椎间盘突出症的表现不同，如老年人主要以躯干肌无力、脊椎骨关节炎、骨质疏松症等退行性病变为主，而职业人群主要以力学性腰椎间盘突出症为主。

腰椎间盘突出症的患者多表现为下腰痛，影响腰背部及患侧臀部。腰痛是最早期的症状，随后出现坐骨神经痛，少数患者出现股神经痛。

二、主要功能障碍

1. 关节活动受限

大部分患者都有不同程度的腰部活动受限，急性期尤为明显，其中以前屈受限最为明显。

2. 神经功能障碍

（1）感觉障碍。感觉障碍表现为根据受累脊神经根的部位不同而出现该神经支配区感觉异常，阳性率达 80% 以上。患者早期多表现为皮肤感觉过敏，渐而出现麻木、刺痛及感觉减退。

（2）肌力下降。70% ~ 75% 的患者出现肌力下降，腰 5 神经根受累时，患者踝及趾背屈力下降；骶 1 神经根受累时，患者趾及足跖屈力下降。

（3）反射改变。反射改变也是本病易发生的典型体征之一。

3. 日常生活活动受限

由于疼痛和关节活动度下降，患者的日常生活活动明显受限。

三、康复护理评定

腰椎间盘突出症的评定主要是进行脊柱活动度、脊柱曲度、肌力、步行功能、感觉功能、运动功能、精神心理、营养、日常生活活动能力、排泄等方面的评定。

四、康复护理措施

腰椎间盘突出症早期可以通过恰当的药物治疗，较好地控制疼痛。但该病康复护理至关重要，应实施以下几个方面的康复护理：

1. 卧床和制动

卧床休息是治疗该症传统而有效的方法。急性期患者应卧硬板床2~3周。卧床休息应坚持，卧床期间患者如需下床时必须采用正确的起床方法，避免加重腰部的负荷，之后要在一定的时间内佩戴腰围，同时避免弯腰等动作。

2. 物理因子治疗

物理因子治疗有镇痛、消炎、促进组织再生、兴奋神经肌肉、松解粘连等作用，是该病非手术治疗中不可缺少的治疗手段，包括超短波、电脑中频、红外线、石蜡、温水浴等疗法。

3. 心理护理

心理护理是指倾听老年人的感受，帮助其解决思想上的疑虑，使其保持乐观的心态。

4. 腰椎牵引

腰椎牵引是治疗该病常用的方法。要注意观察使用牵引治疗的老年人，保证其安全。

5. 按摩治疗或关节松动

按摩治疗或关节松动能较好地改善局部血液循环、解痉、镇痛、复位和松解粘连，从而减轻或消除症状。

五、康复教育

预防腰椎间盘突出症的复发十分重要，因此对老年人及其家属的康复教育极其重要。

1. 老年人应了解并维持正确的坐立姿势，即保持正常的腰椎生理前凸。

2. 为减少二次伤害，应避免在腰椎侧旁及扭转时突然用力，不能避免时也应先做热身运动，以增强脊柱抗负荷能力。

3. 充分利用杠杆原理，学习省力的姿势动作，如搬动重物时尽量采取屈膝屈髋下蹲，避免直腿弯腰搬物，同时重物应尽量靠近身体，缩短阻力臂。

4. 避免穿高跟鞋，不能避免时也要尽量缩短连续穿高跟鞋的时间。腰椎间盘突出症发作时应选用低跟或坡跟、轻便的鞋。

5. 指导老年人了解腰椎间盘突出症有关解剖结构、病因及日常诱因，使其能更好地配合康复治疗并预防复发。

学习单元3　骨质疏松症患者的康复护理

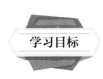

了解骨质疏松症的概念及危害

了解对骨质疏松症患者进行康复护理评定的内容及方法

掌握骨质疏松症患者的康复护理措施

熟悉对骨质疏松症患者的康复教育方法

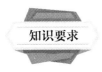

一、概述

骨质疏松症是指因单位体积骨骼中的骨量减少，使身体出现一系列症状或症候群的全身性骨代谢疾病，以低骨量、骨组织微细结构损坏、伴有骨脆性增加、易骨折为特征。在我国，随着人口老龄化的加剧，骨质疏松已成为严重影响公众健康的问题之一。

骨质疏松症是骨骼代谢异常的疾病，发病与下列因素有关。①激素与代谢的改变。②营养失调：人体如缺乏钙、磷、镁、蛋白质及微量元素氟和锌等均可诱发骨质疏松。③生活不健康：嗜烟、嗜酒、缺乏运动、不接触阳光。④药物影响：如激素类药物、利尿剂、抗凝血剂、胃药或止痛药。⑤遗传及种族因素。

骨质疏松症主要分为原发性骨质疏松症和继发性骨质疏松症。原发性骨质疏松症是指由于年龄增加或妇女绝经后骨组织发生的一种生理变化，继发性骨质疏松症往往是指由于某些疾病或某些原因诱发的骨质疏松，两者有着本质的不同。

二、主要功能障碍

1. 疼痛

疼痛是骨质疏松症最常见的症状，患者伴有腰背酸痛或周身疼痛，负荷增加时疼痛加重或者活动受限，严重时翻身、起立、坐及行走都有困难。

2. 脊柱变形

骨质疏松症严重者，会出现身高缩短和驼背（龟背），椎体压缩致胸椎后凸畸形，腹部受压严重时影响心肺功能。

3. 骨折

患者受轻度的外力或无外力即可发生骨折，一般好发部位在脊柱的胸腰椎、肋骨、肱骨的近端，桡尺骨远端和股骨近端。随着年龄的增长，骨折的发生率也随之上升。脊柱压缩性骨折多见于绝经后骨质疏松症患者；髋部骨折在老年性骨质疏松症患者中多见，通常于摔倒或挤压后发生。

三、康复护理评定

骨强度反映了骨骼的两个主要方面，即骨矿密度（简称"骨密度"，BMD）和骨质量，骨密度能够反映70%的骨强度。用于评定骨质疏松症的指标是发生了脆性骨折与（或）骨密度低下。

1. 脆性骨折

脆性骨折是骨密度下降的最终体现，患者有过脆性骨折即可诊断其患有严重骨质疏松症。

2. 骨密度评定

世界卫生组织（WHO）推荐的诊断骨质疏松症的标准采用双能X线吸收

法（DXA）。骨密度降低程度≥2.5 个标准差为骨质疏松症；骨密度降低程度符合骨质疏松症诊断标准，同时伴有一处或多处骨折时为严重骨质疏松症。

3. 骨痛评定

骨质疏松症引起的疼痛常用四级（口述分级）评分法：Ⅰ级剧痛，活动时疼痛无法忍受（3分）；Ⅱ级中度疼痛，活动时疼痛可以忍受（2分）；Ⅲ级轻度疼痛，活动时可以感觉到疼痛（1分）；Ⅳ级无痛（0分）。

4. 日常生活活动能力评定

骨质疏松症患者常伴有日常生活活动能力下降，如自我照顾、家务劳动、购物等方面。

四、康复护理措施

1. 营养疗法

足够的钙摄入是骨骼正常生长发育和维持代谢的必要条件。由于肠道对钙的吸收能力较低，故单独给予钙剂很难取得满意的疗效，应用雌激素、维生素 D、降钙素制剂，可增强肠道对钙的吸收能力。患者应保证每天钙、磷、蛋白质和维生素的摄入量。一般成人每天需要钙 400~500 mg。在普通食物中，乳制品是含钙量丰富的食品，100 mL 牛奶中含 100 mg 钙，早晚饮用，尤其晚间睡觉前服用牛奶效果更佳；肉、禽、鱼类中磷的含量较高；多食豆类制品，也可起到补钙的作用。

2. 运动疗法

运动能促进钙的吸收，减少骨钙的流失。运动时日照可以通过增加维生素 D 促进肠道对钙、磷的吸收。每天坚持至少 2 小时以上的站立也是一项很重要的训练内容。美国运动医学会推荐的运动方案是力量训练、健身跑和行走，原则上每周 3~5 次，每次持续时间为 30~60 分钟。训练时应注意：

（1）在身体功能状况许可的情况下，适当采用较大负荷的训练方式，如跑步时，可采用负重跑或快速跑。在一定范围内运动强度越大，越有利于骨密度的维持和提高，但以次日不感到疲劳为宜，而且要坚持长期、有计划、有规律地运动。

（2）选择运动项目时要有目的性，因各项运动对于骨密度增加都有部位的特异性,如蹬楼梯可预防股骨和髋部骨质疏松造成的骨折,体操训练可预防腰椎骨质疏松造成的骨折。

(3)渐进抗阻练习是促进骨质疏松症恢复的重要方法,但被动训练时要防止暴力,以免由于骨质疏松而造成病理性骨折。

3. 物理疗法

紫外线照射、日光治疗、高频电疗(如超短波、微波等)和水疗等在消炎、止痛方面有一定效果。其中日光治疗是最经济、最方便的疗法,但应避免暴晒。

4. 药物疗法

药物疗法要求早期用药、长期用药、联合用药。用药的原则是抑制骨吸收,促进骨形成。

5. 作业疗法

护理员可根据患者存在的障碍情况,有目的、有针对性地从日常生活活动、职业劳动、认知活动中选择一些适合他的作业疗法。

6. 腰围和矫形器的佩戴

椎体压缩性骨折和脊柱畸形是骨质疏松症患者最常出现的问题,佩戴腰围或矫形器可以缓解疼痛、矫正姿势、预防骨折的发生。

五、康复教育

目前,骨质疏松症一旦发生,尚无有效的方法使患者恢复到以前的状态,因此做好预防工作是关键。

1. 养成良好的生活方式

叮嘱老年人坚持体育锻炼,注意合理饮食,增加钙及蛋白质的摄入和户外活动,接受日光照射,戒烟、戒酒。

2. 预防骨折

(1)防止跌倒。跌倒是骨折的首要危险因素,应积极去除老年人日常生活环境中的危险因素,如积极治疗脑卒中、视力障碍、改造家庭环境等。

(2)锻炼要适当。任何过量、不适当的活动或轻微外伤均可引起骨折。

(3)骨质疏松严重者要佩戴矫形器,防止脊柱变形或椎体压缩骨折。

3. 药物预防

从预防本病的目的出发，女性在闭经之前的更年期可在医师指导下服用小剂量雌激素，可以安全有效地预防骨质疏松症。

4. 积极治疗与骨质疏松症有关的疾病

与骨质疏松有关的疾病有糖尿病、类风湿关节炎、慢性肾炎、甲状腺功能亢进、甲状旁腺功能亢进、慢性肝炎、肝硬化等。

学习单元4 骨性关节炎患者的康复护理

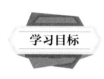

了解骨性关节炎的概念及危害

了解对骨性关节炎患者进行康复护理评定的内容及方法

掌握骨性关节炎患者的康复护理措施

熟悉对骨性关节炎患者的康复教育方法

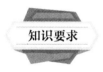

一、概述

骨性关节炎又称退行性关节炎、增生性关节炎、老年性关节炎等，是一种慢性关节疾病，是由于关节退化、关节软骨被破坏所造成的慢性关节炎，特点是关节软骨变性、骨赘形成和软骨下骨质囊性病变。该病发病率随年龄增长而增高，女性发病率高于男性，男女发病率之比为1:2。发病与遗传、内分泌、代谢障碍及外伤、劳损等因素有关，多发于负重关节如膝关节、髋关节，最突出的症状是关节疼痛，负重或过度活动后疼痛加剧，休息后疼痛减轻，即"休息痛"，还可伴有关节肿胀、活动受限及畸形的发生。

该病根据发病因素分为原发性和继发性骨关节炎，前者是指关节无明显原因而逐渐发生退行性病变，主要病因是老年性组织变性和劳损；后者是指由于某种已知原因导致软骨破坏或关节结构改变，日后因关节面摩擦或压力不平衡等因素而造成退行性病变。

二、主要功能障碍

1. 关节疼痛及压痛。受累关节疼痛是患者最突出的症状，初期为轻度或中度间断性隐痛，休息时好转，活动后加重，疼痛常与天气变化有关。

2. 感觉运动障碍。患者受累关节周围肌肉发生失用性萎缩，关节肿胀畸形，活动受限，皮肤弹性下降，局部有冷感、麻木感。

3. 患者日常生活活动能力下降。

三、康复护理评定

1. 疼痛评定

疼痛可以根据患者疼痛的部位、性质、程度、持续时间、缓解方式，服用止痛药的类别、药量等来评定。

2. 关节压痛评定

关节压痛多采用 Ritchie 关节指数评定法进行评定。

3. 肌力评定

可通过肌力评定来判断患者肌力减退的程度。

4. 关节活动范围评定

可用量角器测量患者关节活动范围。

5. 畸形

该病以膝关节内、外翻畸形最为常见，影响正常步态。

四、康复护理措施

患者在急性期应注意适当休息，并通过非甾体抗炎药进行治疗，消炎退肿，缓解疼痛。急性期过后，护理员应尽早采取下列康复护理措施：

1. 调整和限制活动量，减轻关节负荷

患者肿痛明显时，应调整和限制其活动量，可适当卧床休息，减少每日活动量，把活动量调整到关节能承受的范围内。

2. 运动疗法

运动疗法对增强患者肌力，保持或恢复关节活动范围，改善关节功能及预防和减轻骨质疏松具有重要作用。

3. 辅助工具的使用

患者可使用矫形器和助行器辅助治疗和稳定膝关节，以减轻受累关节的负荷并方便行动。

4. 物理因子疗法

物理因子疗法的常用方法有温热疗法、电疗法、超声波疗法、经皮电神经刺激疗法、磁疗等。

5. 心理康复护理

该病病程长，症状时轻时重，患者活动能力受限，容易产生精神抑郁及被动和依赖心理，因此还应对患者实施心理康复护理。

五、康复教育

1. 功能训练

下肢远端的肌肉力量可以保护膝关节以避免发生骨性关节炎，对已患膝关节骨性关节炎的患者，则可阻止其进展。有氧运动有助于改善骨性关节炎相关关节功能障碍及整体状况。

2. 减轻体重

体重的减轻有利于减少症状性膝骨关节炎的发生。近年来人们的平均体重有上升趋势，肥胖是中老年妇女膝骨关节炎发病率高的主要原因。因此，在这个年龄段实施减肥措施、控制体重是有效的预防方法之一。

3. 培养正确的生活和工作姿势，减少运动损伤

关节外伤为膝骨关节炎带来更大的风险，如屈膝搬运重物、错误的训练和运动方法、不加保护的工作方式都是导致膝骨关节炎发病率高的因素。改变工作方式、进行合理的运动训练将有助于减少膝骨关节炎的发生。

4. 做好宣教工作

加强肌肉、关节的正确锻炼，培养正确的生活和工作姿势以减少受伤的可能，合理及时地补充钙剂和微量雌激素，调整身体营养结构并使之均衡均为骨性关节炎的防治方法。

5. 指导患者正确使用辅助器具

辅助器具能保护病变部位，减少负重，防止和矫正畸形，有利于病变组织恢复。

第5节　慢性阻塞性肺疾病患者的康复护理

学习目标

了解慢性阻塞性肺疾病的概念及危害

了解对慢性阻塞性肺疾病患者进行康复护理评定的内容及方法

掌握慢性阻塞性肺疾病患者的康复护理措施

熟悉对慢性阻塞性肺疾病患者的康复教育方法

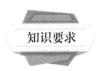

一、概述

慢性阻塞性肺疾病（简称"慢阻肺"）是一种具有气流受限特征的肺部疾病，气流受限不完全可逆，呈进行性发展。当慢性支气管炎、肺气肿患者肺功能检查出现气流受限并且不可逆时，可诊断为慢阻肺。慢阻肺不可逆转，最终会发展成慢性肺源性心脏病、呼吸衰竭、心力衰竭等并发症，从而严重影响患者的日常生活活动或职业、文化娱乐活动，大大降低患者的生活质量。

二、主要功能障碍

1. 生理功能障碍

（1）呼吸功能障碍。主要表现为呼吸困难（气短、气促，或以呼气困难为特征的异常呼吸模式），病理性呼吸模式形成，呼吸肌无力，能耗增加。最严重的呼吸功能障碍是呼吸衰竭。

（2）循环功能障碍。主要表现为肺循环障碍和全身循环障碍。

（3）运动功能障碍。主要表现为肌力、肌耐力的减退，肢体运动功能下降、运动减少，进而使心肺功能适应性下降，形成恶性循环。

2. 心理功能障碍

沮丧和焦虑是慢阻肺患者最常见的心理障碍。绝望和自卑常出现在患病的后期，并且呈进行性增加。

3. 日常生活活动能力受限

慢阻肺患者因惧怕出现劳力性气短，不断限制自身活动，少数患者甚至长期卧床，同时上肢活动时也会加重呼吸困难，这样就使患者逐渐丧失了日常活动能力和工作能力。

三、康复护理评定

1. 健康状态评定

（1）患者一般情况，主要包括姓名、性别、年龄、职业、工作环境、家庭情况等。

（2）在慢阻肺的各种致病因素中，吸烟是最主要的因素，应询问患者的吸烟时间及吸烟量。

（3）了解患者既往病史，如是否患有过慢性支气管炎、肺气肿、哮喘等。

2. 肺部功能评定

肺部功能评定包括呼吸功能的徒手评定，肺容量、肺通气功能、肺通气功能障碍分型等测定。肺部功能评定以第一秒用力呼气容积（FEV1）百分比预计值以及第一秒用力呼气容积占用力肺活量之比（FEV1/FVC）作为标准。根据 Borg 量表改进的气短、气急症状的分级详见表 6-2。

表 6-2　气短、气急症状的分级

分级	临床表现
1 级	无气短、气急
2 级	稍感气短、气急
3 级	轻度气短、气急
4 级	明显气短、气急
5 级	严重气短、气急，不能忍受

3. 运动能力评定

（1）平板或功率车运动试验。通过活动平板或功率车进行运动试验获得的最大吸氧量、最大心率、最大代谢当量（METs）值、运动时间等相关量化指标来评定患者运动能力。

（2）定量行走评定。对于不能进行活动平板运动试验的患者可进行 6 分钟或 12 分钟行走距离测定，以判断患者的运动能力及运动中发生低氧血症的可能性。

4. 日常生活活动能力评定

评定患者自我照顾、家务劳动、购物、人际交往等能力。

5. 心理社会评定

护理员应详细了解患者及其家庭对疾病的态度，如心情、性格、生活方式的改变，是否感到忧虑、恐惧、痛苦，是否悲观、失望等。

四、康复护理措施

1. 康复护理原则及目标

（1）康复护理原则：①改善心肺功能、预防并发症；②以呼吸和运动训练为主；③改善和维持体力，提高对运动的耐力；④提高免疫力和心理调适能力；⑤强调自然放松、量力而行、持之以恒。

（2）康复护理目标：①改善顽固、持续的气道功能和体力活动能力障碍，预防并发症；②发掘呼吸功能潜力，提高生活质量，降低住院率；③稳定或逆转肺部疾病引起的病理、生理变化，尽可能使患者恢复至最佳状态。

2. 康复护理措施

（1）保持良好的康复环境。保持室内空气清新，每天定时通风 2 次，每次 15~30 分钟，避免刺激性气体、烟尘等；保持室内温度为 18~28℃，湿度为 50%~70%。睡眠时保持环境安静、心情放松，辅以合适的照明。

（2）呼吸训练。具体内容详见第 4 章第 3 节学习单元 7——呼吸训练。

（3）排痰训练。促进有效排痰的方法主要有指导患者有效咳嗽、湿化气道、胸部叩击及胸壁震荡、体位引流和机械吸痰五种方法。

（4）运动疗法。慢阻肺患者在缓解期主要采用有氧训练和医疗体操，包括上、下肢训练及呼吸肌训练，全身运动锻炼可增强四肢肌力和耐力，减少了代谢和通气的需要，有助于缓解呼吸困难和提高机体免疫力。

（5）氧疗。每天持续低流量（<2 L/分钟）吸氧 15 小时，可改善活动协调性、运动耐力和睡眠。

（6）心理护理。由于慢阻肺的病程较长，患者容易产生自卑、沮丧、忧郁、焦虑等情绪。指导患者学会放松肌肉，可减压并控制惊恐，有助于减轻呼吸困难与焦虑；家庭、朋友和社会的支持可使患者从容面对现实，增强战胜疾病的信心。

五、康复教育

1. 坚持全身运动

慢阻肺患者的康复是一项长期、艰苦的工作，锻炼应量力而行，其难度、强度和量都应循序渐进，若出现不适症状时应暂停训练，并及时就诊。

2. 正确呼吸和排痰

指导患者掌握正确的呼吸方式，注意保护呼吸道清洁卫生，保持居住环境空气的清新；鼓励患者每日饮水约 2 000 mL，要注意少量、多次饮用；指导患者家属掌握叩击排痰技巧。

3. 对家庭用氧提供指导

护理员要主动向患者及其家属提供有关家庭氧疗的咨询和帮助，告诫其在使用氧气过程中必须做到防火、防震、放热、防油、严禁吸烟。

（1）关于吸氧装置，一般采用氧气瓶或制氧机。氧气枕给氧时间短，达不到长期氧疗的目的。

（2）指导患者如何正确使用设备，经常检查导管是否通畅并定期更换保持清洁。慢阻肺患者应酌情采用持续低流量吸氧，告知患者不要随意调节氧流量。

（3）防止患者吸入氧气过冷或过于干燥，以免刺激气道收缩和痉挛，加剧呼吸衰竭和心力衰竭，可用电加温湿化瓶或将吸氧管放在暖水袋上。

（4）教会患者及其家属观察用氧过程中口唇、甲床、鼻尖、颊部及肢端的颜色。

4. 积极防治呼吸道感染

慢阻肺患者发生呼吸道感染，往往易并发呼吸衰竭和心力衰竭，因此患者在冬季要注意保暖，可采用耐寒训练、食醋熏蒸、增强体质等方法来预防感冒，如已有呼吸道感染者应尽早用药治疗。

5. 合理膳食指导

慢阻肺患者应摄入充足的热量、蛋白质及富含维生素的食物，以增强免疫力并减少感染的发生。

6. 用药指导

护理员要详细做好用药指导。当患者同时服用多种药物时，应后服祛痰剂，且服后不宜马上饮水；对使用气雾剂的患者，应为患者演示正确使用气雾剂的方法并确定喷雾量，确保患者在家中正确使用气雾剂。

7. 定期随访复查

慢阻肺患者可能并发自发性气胸、肺部感染、呼吸衰竭、慢性肺源性心脏病、消化性溃疡等疾病，应嘱咐患者定期到门诊接受随访。

第 6 节　高血压患者的康复护理

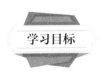

学习目标

了解高血压的概念、发病原因及危害

了解对高血压患者进行康复护理评定的内容

掌握高血压患者的康复护理措施

熟悉对高血压患者的康复教育方法

知识要求

一、概述

高血压指在未使用降压药物的情况下，血压持续或非同日三次以上收缩压≥140 mmHg（18.7 kPa）和（或）舒张压≥90 mmHg（12.0 kPa），且排除假性或继发性高血压的全身性疾病。血压分类和标准详见表6-3。

表6-3 血压分类和标准

类别	收缩压（mmHg）	舒张压（mmHg）
正常血压	<120	<80
正常高值	120~139	80~89
高血压	≥140	≥90
Ⅰ级高血压（轻度）	140~159	90~99
Ⅱ级高血压（中度）	160~179	100~109
Ⅲ级高血压（重度）	≥180	≥110
单纯收缩期高血压	≥140	<90

高血压的发病原因与以下因素有关：

1. 遗传

大约60%的高血压患者有家族史，目前认为是多基因遗传所致，30%~50%的高血压患者有遗传背景。

2. 精神和环境

长期的精神紧张、激动、焦虑，以及受噪声或不良视觉刺激等因素影响也会引起高血压。

3. 年龄

高血压的发病率有随着年龄增长而增高的趋势，40岁以上者发病率高。

4. 生活习惯

膳食结构不合理，如过多的钠盐、低钾饮食，大量饮酒，摄入过多的饱和

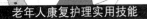

脂肪酸均可使血压升高。吸烟可加速动脉粥样硬化的进程，是高血压的危险因素。

5. 药物与其他疾病的影响

避孕药、激素、消炎止痛药等均可影响血压。肥胖、糖尿病、睡眠呼吸暂停低通气综合征等疾病可能导致血压升高。

老年人血压升高，常伴有心、脑、肾的损害，是导致脑卒中、冠心病、心力衰竭、肾功能衰竭的主要危险因素。

二、主要功能障碍

1. 头昏、头痛

血压升高所致的脑供血不足、脑血管痉挛可引起头晕、头痛等。头晕为高血压最常见的症状，有些是一过性的，常在突然下蹲或起立时出现，有些是持续性的。头晕是患者的主要痛苦所在，其头部有持续性的沉闷不适感，严重情况下会妨碍思考、影响工作，使患者对周围事物失去兴趣。头痛多为持续性钝痛或搏动性胀痛，甚至有炸裂样剧痛。

2. 活动无耐力

活动无耐力与血压升高所致的心、脑、肾循环障碍有关。

3. 烦躁、心悸、失眠

高血压患者性情多较急躁，遇事敏感、易激动，并伴有心悸、失眠等症状，失眠多为入睡困难或早醒、易惊醒，这与大脑皮层功能紊乱及植物神经功能失调有关。

4. 注意力不集中，记忆力减退

随着病情的发展，患者表现为注意力容易分散，记忆力减退。

5. 肢体麻木

患者常见手指、足趾麻木，皮肤如蚁行感，项背肌肉紧张、酸痛，部分患者常感到手指不灵活。

三、康复护理评定

1. 健康史评定

评定内容包括各种不健康的生活方式，如缺乏锻炼、饮酒、肥胖、高盐饮食等。

2. 身体状况评定

单纯收缩期高血压多见收缩压波动范围较大，症状少而并发症多，常有心、脑、肾的损害；常与高血脂、糖尿病、动脉粥样硬化等多种疾病同时存在。

3. 心理社会状况评定

评定内容包括老年人对疾病发展是否存在焦虑，对终身服药是否存在担心和忧虑，靶器官受损的程度是否影响老年人的正常生活，老年人的家庭和社会支持度如何。

4. 辅助检查

老年高血压患者常存在高血脂、高血糖；老年高血压多为低肾素型，表现为血浆肾素活性低、醛固酮水平低。

四、康复护理措施

1. 老年高血压的处理原则

老年人能正确使用药物，将血压控制在适当的水平，减轻或消除疼痛；最大限度地降低心脑血管病的死亡率和致残率。

2. 康复护理的总体目标

老年人血压控制较平稳，心、脑、肾供血有所改善，活动耐力有所提高；头晕、头痛等不适症状有所减少，靶器官的损害减轻；并发症减少，生活质量有所提高。

3. 康复护理措施

（1）休息。根据老年人高血压病情危险性分级确定活动量，高血压危险性分级详见表 6-4。极高危组需绝对卧床休息；高危组以休息为主，可根据身体状况做适当康复运动，这样有利于血压下降，提高心肺功能。

（2）适当运动。适合高血压老年人的运动应选择中小强度、较长时间、大肌群的动力性有氧运动，如散步、游泳、太极拳等。具体内容详见第 5 章第 2 节——老年人的健身运动。

（3）饮食护理。高血压老年人应选择"三低三高"饮食，即低脂肪、低胆固醇、低盐，高维生素、高钙、高钾饮食；做到限制钠盐摄入，每人每天食盐量不超过 6 g，减少油脂类食物摄入，补充适量蛋白质，多吃蔬菜、水果，戒烟、限酒等。

（4）用药护理。护理员可根据老年人的病情为其选择合适的降压药物，并注意观察药物的副作用。长期使用利尿剂的患者，应注意其有无低血钾的表现；患者用药时观察其有无哮喘、心动过缓等情况；最好使用降压作用能持续 24 小时的药物，防止脑卒中的发生。

（5）病情监测。老年人血压波动范围较大，所以应每日定时、多次测量血压。

（6）心理护理。老年人的血压受情绪波动影响较大，应鼓励其多与家人、朋友谈心，创造良好的氛围，获得情感支持，使情绪稳定、心情舒畅。

表6-4　高血压危险性分级

危险程度	Ⅰ级高血压	Ⅱ级高血压	Ⅲ级高血压
Ⅰ级（无其他危险因素）	低危	中危	高危
Ⅱ级（1~2 个危险因素）	中危	中危	极高危
Ⅲ级（≥3 个危险因素）	高危	高危	极高危
Ⅳ级（靶器官损害或糖尿病并存的临床情况）	极高危	极高危	极高危

五、康复教育

1. 宣传普及高血压知识

向老年人及家属讲解高血压的相关知识和危险性，解释引起高血压的生物、心理、社会因素，使他们了解控制高血压的重要性和终身治疗的必要性；教会家属及患者正确测量血压的方法，每天定时检测血压，作为调整药量和选择用药的依据。

2. 用药指导

向老年人讲解高血压的保健知识，告知其药物要遵医嘱服用，不得随意调整用药量。

3. 生活指导

指导老年人保证充足的休息和睡眠，避免过度劳累；多摄入含钾多、含钙高的食物，减少钠量高的调味品的摄入，多吃蔬菜和水果，防止便秘，戒烟、限酒；保持乐观情绪，避免激动、发怒；可进行慢跑、快走、打太极拳等有氧锻炼。

4. 随访

指导家属定期为老年人测量血压并进行记录，尤其当老年人出现头晕、头痛等不适症状时应及时测量，如有异常及时就诊。

第7节　冠心病患者的康复护理

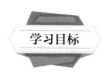

了解冠心病的概况及危害
了解对冠心病患者进行康复护理评定的内容及方法
掌握冠心病患者的康复护理措施
熟悉对冠心病患者的康复教育方法

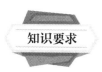

一、概述

冠状动脉粥样硬化性心脏病是冠状动脉血管发生动脉粥样硬化病变所引起的血管腔狭窄或阻塞，造成心肌缺血、缺氧或坏死而导致的心脏病，有时简称"冠心病"。但是冠心病的范围可能更广泛，还包括炎症、栓塞等导致的管腔狭窄或闭塞。

冠心病的主要病因是冠状动脉粥样硬化，但动脉粥样硬化的产生原因尚不完全清楚，可能是多种因素综合作用的结果。冠心病发生的危险因素有家族史、年龄、性别、血脂异常、高血压、糖尿病、吸烟、酗酒、肥胖、精神过度紧张等。

1. 冠心病临床分型

冠心病按临床表现分为隐匿型、心绞痛型、心肌梗死型、缺血性心力衰竭型、猝死型五大类。其中最常见的是心绞痛型，最严重的是心肌梗死型和猝死型。

（1）心绞痛。心绞痛是一组由于急性暂时性心肌缺血、缺氧所引起的症候群，劳累、情绪激动、饱餐、受寒等常为发病诱因。其特点为：

1）患者胸部可见压迫窒息感、闷胀感、剧烈的烧灼样疼痛，一般疼痛持续1~5分钟，偶有长达15分钟，可自行缓解。

2）疼痛常放射至左肩、左臂前内侧直至小指与无名指。

3）疼痛在心脏负担加重（如体力活动增加、过度的精神刺激和受寒）时出现，在休息或舌下含服硝酸甘油数分钟后即可消失。

4）患者疼痛发作时，可伴有虚脱、出汗、呼吸短促、忧虑、心悸、恶心或头晕等症状。

（2）心肌梗死。心肌梗死是冠心病的危急症候，多有心绞痛发作频繁和加重作为基础，也有无心绞痛史而突发心肌梗死的病例（此种情况最危险，常因没有防备而造成猝死）。心肌梗死的表现为：

1）突发胸骨后或心前区剧痛，向左肩、左臂或其他处放射，且疼痛持续半小时以上，经休息和舌下含服硝酸甘油不能缓解；疼痛剧烈时常伴有恶心、呕吐、上腹胀痛、呃逆等症状。

2）呼吸短促、头晕、恶心、多汗、脉搏细微。

3）皮肤湿冷、灰白，重症病容。

4）大约1/10的患者的唯一表现是晕厥或休克。

老年人脏器老化，储备功能减退，对疼痛的感觉不灵敏，导致老年人心肌梗死常常不具备上述典型表现，直接出现呼吸困难、胃肠道症状或者脑循环障碍甚至猝死。发病到死亡不足6小时者统称为猝死，55~65岁为发病高峰年龄段。猝死的主要表现为突然意识丧失，面色青灰，全身弛缓，口唇、指端渐至全身出现发绀，脉搏消失，呼吸停止，瞳孔散大等。

2. 冠心病临床分期

Ⅰ期：指急性心肌梗死或急性冠脉综合征住院期。

Ⅱ期：指从患者出院开始，至病情稳定性完全建立为止，时间为5~6周。

Ⅲ期：指病情处于较长期稳定状态，或Ⅱ期结束过程中的冠心病患者，包括陈旧性心肌梗死、稳定性心绞痛及隐性冠心病。

康复程序一般为 2~3 个月，自我锻炼应该持续终生。有人将维持锻炼至终生列为第Ⅳ期。

二、主要功能障碍

1. 心血管功能障碍

冠心病患者因体力活动的长期减少，使心血管系统的适应性降低，通过适当的运动锻炼，能够改善患者的心血管功能。

2. 呼吸功能障碍

冠心病患者直接的全身表现是缺氧的症状，即胸闷、气短，与循环功能不良有关。

3. 全身运动耐力减退

冠心病和缺乏运动均会导致患者机体吸氧能力减退、肌肉萎缩和氧化代谢能力降低，从而限制了全身运动耐力。

4. 行为障碍

冠心病患者往往伴有不良生活习惯、心理障碍等，这些也是影响患者日常生活和治疗的重要因素。

三、康复护理评定

1. 健康状态评定

（1）评定老年人的一般情况，包括姓名、性别、年龄、体重、职业、家庭情况等。

（2）了解老年人是否有冠心病、心血管疾病及糖尿病家族史，是否有高血压、高血脂病史。

（3）了解老年人是否吸烟，包括吸烟的量及持续的时间。

（4）评定老年人心绞痛、心肌梗死的情况，如心绞痛的诱因、部位、性质、强度、持续时间、缓解方式等。

2. 6 分钟步行试验

要求老年人在平直走廊里尽可能快地行走，测定 6 分钟的步行距离，若 6

分钟步行距离<150 m，表明其为重度心衰；步行距离 150～425 m 为中度心衰；步行距离 426～550 m 为轻度心衰。本试验除用于评价心脏的储备功能外，常用于评价心衰治疗的疗效。在试验过程中，允许老年人在需要时停下来休息，但不能延长总试验时间。

3. 行为类型评定

A 类型行为特点：雄心勃勃，争强好胜，醉心于工作；但缺乏耐心，容易产生敌对情绪，常有时间匆忙感和时间紧迫感等。B 类型行为特点：平易近人，有耐心，能够充分利用业余时间放松自己，不受时间驱使，无过度的竞争性。通常认为 A 类型是一种冠心病的易患行为模式，复发率高，预后较差。

四、康复护理措施

1. 生活护理

一方面给予患者低热量、低脂肪、低胆固醇、高纤维的食物，督促其少食多餐，禁烟酒；另一方面提醒患者注意保持排便通畅，便秘时不可用力排便，以免发生心绞痛。

2. 药物护理

（1）心绞痛发作时要叮嘱患者立刻就地休息，停止活动，取半卧位，放松身心，立即舌下含化硝酸甘油 1 片。

（2）注意观察患者病情，如果心绞痛发作次数增加，程度加重，且发作时间延长，每次超过 10 分钟甚至半小时，休息或舌下含服硝酸甘油疗效不明显，以及患者有面色苍白、恶心不适、冷汗淋漓，甚至感到窒息与濒死感，则极有可能发生急性心肌梗死，应立即送医院诊治。

（3）注意用药原则和不良反应。β 受体阻滞剂应从小剂量服用，停药的时候要逐渐减少剂量；硝酸酯类药物不良反应为头晕、头胀、面红、心悸等症状，偶尔伴有血压下降的症状。第一次用药的患者需要平卧片刻，必要时给予其氧气吸入。

3. 心理护理

由于心理、周围环境、社会关系和疾病的影响，老年人容易出现情绪不稳定、脾气暴躁、恐惧、忧郁等表现。护理员及其家属要耐心倾听老年人的诉说，观察其心理活动，尽可能帮助其调适心理状态。

4. 康复护理训练

（1）Ⅰ、Ⅱ期康复。患者可适当活动，逐渐恢复一般日常生活活动能力，包括上、下肢被动、主动运动，坐椅子和床边，室内步行，床上或床边个人卫生活动，轻度家务劳动、娱乐活动等。Ⅰ期康复运动能力需达到 2~3 METs，Ⅱ期康复需达到 4~6 METs。

1）活动。活动一般从床上的肢体活动开始，先活动远端肢体的小关节。避免举重、攀高、挖掘等剧烈活动；避免各种比赛以及竞技性活动；避免长时间活动。

2）呼吸训练。腹式呼吸的要点是在吸气时腹部隆起，让膈肌尽量下降；呼气时腹部收缩，把肺内的气体尽量排出。

3）坐位训练。开始时可将床头抬高，把枕头或被子放在背后，让患者逐渐过渡到无依托独立坐。

4）步行训练。步行训练从床边站立开始，避免直立性低血压。在站立无问题之后，开始床边步行（1.54~2.0 METs）。避免高强度运动，如患者自己手举输液瓶如厕，此类活动的心脏负荷很大，常是诱发意外的原因。

5）排便。患者大便务必保持通畅，可在其床边放置简易的坐便器，让其取坐位大便，也比较容易排便。禁忌取蹲位大便或在大便时过分用力。如果出现便秘，应该使用通便剂。

6）室内活动。老年人可以缓慢上下楼，做一些家务劳动或就近外出购物，但要循序渐进，逐步提高；也可以自己洗澡，但要避免过热、过冷的环境，也要注意保持适宜的水温。

7）娱乐。患者可以进行有轻微体力活动的娱乐，如室内外散步、医疗体操（如降压舒心操、太极拳等）、气功（以静功为主）、园艺活动等。

8）康复方案调整与监护。如果患者在训练过程中没有不良反应，运动或活动时心率增加<10 次/分钟，次日训练可以进入下一阶段；心率增加在 20 次/分钟左右，则需要继续同一级别的运动；心率增加超过 20 次/分钟，或出现任何不良反应，则应该退回到前一阶段运动，甚至暂时停止运动训练。为了保证活动的安全性，可以在医学或者心电监护下再开始活动。

9）门诊随访。一般主张 3~5 天出院，但要确保患者可连续步行 200 m 无症状并且心电图无异常。出院后每周需要门诊随访一次，如果有任何不适患者均应暂停运动，及时就诊。

（2）Ⅲ期康复训练。Ⅲ期康复训练的目的为巩固Ⅰ、Ⅱ期康复成果，控制危险因素，改善或提高患者体力活动能力和心血管功能，恢复发病前的生活和工作。训练过程应遵循个体化、循序渐进、持之以恒、全面性的原则，通常选择低、中等强度且持续时间较长的耐力运动，如步行、登山、游泳、骑车、中国传统形式的拳操等。

（3）康复护理训练的适应证与禁忌证

1）适应证

Ⅰ期：患者生命体征稳定，无明显心绞痛，安静状态下心率≤110次/分钟，无心力衰竭、严重心律失常和心源性休克，血压基本正常，体温正常。

Ⅱ期：与Ⅰ期相似，患者病情稳定，运动能力达到3 METs以上，室内活动时无显著症状和体征。

Ⅲ期：临床病情稳定者。

2）禁忌证。凡是康复训练过程中可诱发临床病情恶化的情况都属于禁忌证，包括原发病临床病情不稳定或合并新临床病症。

五、康复教育

1. 疾病知识宣教

向老年人及其家属介绍本病的发病因素、临床表现、发病特点和并发症。积极引导患者保持良好的心理状态，生活有规律，注意劳逸结合，积极配合治疗。

2. 指导老年人预防疾病

指导老年人合理膳食，控制体重，适当运动，合理安排日常起居，戒烟、戒酒，改善不良生活习惯，减轻精神压力，积极控制危险因素。指导老年人严格遵照医嘱服用药物，学会自我检测药物不良反应，外出时随时带硝酸甘油以备急需。

3. 指导老年人进行病情的自我检测

指导老年人及其家属学会缓解心绞痛的方法，告诫其要坚持定期复查心电图、血糖、血脂等。

第8节 老年糖尿病患者的康复护理

了解老年糖尿病的概念及危害

了解对老年糖尿病患者进行康复护理评定的内容及方法

掌握老年糖尿病患者的康复护理措施

熟悉对老年糖尿病患者的康复教育方法

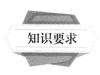

一、概述

糖尿病（Diabetes Mellitus，DM）是由遗传基因和环境因子相互作用引起的以慢性血糖水平增高为特征的全身代谢性疾病。60岁以上患病称为老年糖尿病。随着年龄的增加，糖尿病的发病率也逐渐增高，其中95%以上的糖尿病为Ⅱ型糖尿病，即体内产生胰岛素的能力并非完全丧失，但胰岛素的作用效果较差。目前，在我国糖尿病已成为仅次于心脑血管疾病和肿瘤的第三大死亡原因，而糖尿病致死、致残的重要原因是糖尿病的慢性并发症。糖尿病已成为威胁人类健康的社会公共卫生问题。

二、主要功能障碍

1. 早期功能障碍

糖尿病典型的表现为多尿、多饮、多食和消瘦乏力，即"三多一少"症状。然而，老年糖尿病大多发病隐匿，仅有20%～25%的老年人出现明显的"三多一少"症状，发病表现症状多样化，可表现为皮肤麻木、瘙痒，多饮多尿，全身乏力，视物不清等。

2. 远期功能障碍

远期功能障碍主要包括大血管、微血管及神经系统病变。老年糖尿病常见的急性并发症有高血糖昏迷、低血糖昏迷、感染等；慢性并发症有高血压、脑卒中、冠心病、肾衰竭、血管神经病变、白内障失明和糖尿病足坏疽造成行走障碍等。因此，要重视糖尿病的早期诊断和早期治疗。

三、康复护理评定

1. 世界卫生组织确定的糖尿病诊断标准

世界卫生组织将以下症状作为判断糖尿病的依据：①出现"三多一少"症状及随机血糖≥11.1 mmol/L；②空腹血糖（FPG）≥7.0 mmol/L；③口服葡萄糖耐量试验（OGTT）中餐后2小时血糖（2HPG）≥11.1 mmol/L。

2. 老年糖尿病的控制目标

老年糖尿病的控制目标详见表6-5。

表6-5　老年糖尿病的控制目标

项目	单位	理想	尚可	差
血浆葡萄糖	mmol/L	空腹4.4~6.1	≤7.0	>7.0
糖化血红蛋白（GHbA₁）		<6.2%	6.2%~8.0%	>8.0%
血压	mmHg	<130/80	130/80~160/95	>160/95
体重指数	BMI	男性<25 女性<24	男性<27 女性<26	男性≥27 女性≥26
胆固醇	mmol/L	<4.5	4.5~5.9	≥6.0
高密度脂蛋白胆固醇（HDL-C）	mmol/L	>1.1	1.1~0.9	<0.9
三酰甘油	mmol/L	<1.5	1.5~2.1	≥2.2
低密度脂蛋白胆固醇（LDL-C）	mmol/L	≤2.5	2.5~4.4	>4.5

注：体重指数（BMI）=体重（kg）/身高²（m²）。

3. 老年糖尿病慢性并发症的评定

（1）糖尿病的眼部并发症。糖尿病的眼部并发症甚多，以糖尿病视网膜病变最为常见，危害也最大，是主要的致盲眼病。糖尿病的致盲率为正常情况的 25 倍。

（2）糖尿病肾病。糖尿病肾病是糖尿病的主要慢性并发症，也是Ⅰ型糖尿病患者的主要死亡原因。

（3）糖尿病多发性神经病变。糖尿病对周围和中枢神经均可造成损伤，最常见的是糖尿病多发性神经病变。

四、康复护理措施

1. 饮食疗法

饮食疗法是治疗所有糖尿病的基础，目的是控制血糖，维持理想体重，最大限度地减少或延缓各种并发症的发生。饮食疗法的原则是摄取适量的热量，营养均衡及保持正确而规律的饮食习惯。宜给予患者低糖、低脂、高维生素、富有蛋白质和纤维素的饮食。具体措施包括以下几个方面：

（1）控制每日摄入总热量。这是老年糖尿病患者饮食护理的首要措施，患者每日摄取总热量要控制在生活必需最低热量。老年糖尿病患者每日摄热量以 1.2~1.8 kJ 为宜，但老年人因个体差异较大，通常早、中、晚三餐热量分布为 20%、40%、40% 或 1/3、1/3、1/3。

（2）三大营养物质的适当比例和摄入量。蛋白质提供热量占总热量的 15% 左右，蛋白质不足是老年糖尿病患者最常见的营养障碍，人体每日所需蛋白质为每千克体重 1~1.5 g，饮食上应多给予老年人鱼、瘦肉、豆制品以弥补蛋白质摄入的不足。糖类提供热量占总热量的 50%~60%，提倡老年人食用粗制米面和杂粮，忌食蔗糖、蜜糖等。近年来研究发现适当提高糖类的摄入，可以改善糖耐量，降低胆固醇和甘油三酯，提高外周组织对胰岛素的敏感性。脂肪提供热量占总热量的 25%~35%，老年人食用以摄取蛋白质为目的的动物食品所含的脂肪之外，主要摄入植物油即可。

（3）维生素和微量元素的补给。维生素广泛存在于新鲜蔬菜和水果中，老年糖尿病患者只要注意均衡摄入各类食品，一般就能避免缺乏维生素和微量元素。

（4）食物的选择。老年糖尿病患者增加膳食纤维的摄入可改善高血糖症状，减少胰岛素和口服降糖药的应用剂量，主食应多吃南瓜、玉米、豆类食品，副食应多吃芹菜、卷心菜、黄瓜、西红柿等含糖少的蔬菜。

（5）饮食疗法的注意事项

1）计算饮食量要注意患者平日饮食量、心理特点、活动量等的差异。

2）要充分尊重老年人的饮食习惯和经济条件等，尽量保证老年人能与家人一起用餐。

3）要注意老年人进餐与血糖、尿糖变化的规律，如血糖和尿糖升高，饮食要适当减少；而当胰岛素用量较大时，两餐间或晚睡前应加餐，以防止低血糖反应的发生。

2. 运动疗法

运动疗法是老年糖尿病康复治疗的基本方法之一。

（1）方法。运动疗法应根据老年人的生活习惯、个体差异及病情而定，通常采用将风险降至最低的个体化运动方案。运动持续的时间可以根据个体的耐受能力而定，一般以每次 20～30 分钟为佳，每天 1 次或每周运动 3～4 次。老年糖尿病患者最适宜的是低至中等强度的有氧运动，如步行、慢跑、登楼、游泳、划船、有氧体操、球类等活动。

（2）注意事项

1）制定运动方案前应详细地询问老年人的病史及体格检查情况，并进行血糖、血脂、血酮、肝肾功能、血压、心电图、运动负荷试验、胸片、关节和足的检查，要根据每位老年人的生活习惯和个体差异制定运动方案。老年糖尿病患者运动前应随身携带糖尿病急救卡（注明姓名、地址、电话号码），以及饼干或糖果，并随时补充水分。

2）运动实施前后要有热身活动和放松活动。应避免剧烈运动，开始时尽量在医护人员的监督下实施，病情控制不佳、有急性并发症或慢性并发症在进展期的老年人不宜参加运动。

3）运动训练的时间最好安排在餐后 1～2 小时进行，清晨空腹时不宜运动；用胰岛素治疗的老年人在药物作用高峰时避免运动；胰岛素注射部位以腹壁脐旁为宜，应尽量避开运动肌群，以免加快该部位胰岛素的吸收，从而引起低血糖反应。

4）若运动中出现胸痛、胸闷症状，应立即原地休息，舌下含服硝酸甘油，如不缓解应立即就医。老年人最好与他人一起运动，发生意外时可得到及时救助。

5）运动后不宜立即洗冷水浴或热水浴，以免引起血压升高或降低，并仔细检查有无足部皮肤损伤。

3. 药物疗法

药物疗法分为口服胰岛素和注射胰岛素两大类。在一般疗法和饮食疗法的基础上，患者可根据病情需要选择胰岛素制剂和剂量，同时要监测血糖，及时调整胰岛素剂量。

4. 心理护理

糖尿病病程较长，老年人易出现焦虑、抑郁等心理障碍。护理员应采取有效的心理疏导措施，减少各种不良刺激，有计划、有目的地与老年人进行交流，耐心讲解糖尿病的有关知识，采用音乐疗法、座谈会等形式，使老年人正确认识疾病，消除不良的心理因素，保持情绪稳定。

5. 预防低血糖

低血糖是糖尿病治疗过程中常见的并发症。轻度低血糖时患者会出现心慌、手抖、饥饿、出冷汗等表现，严重低血糖可导致昏迷甚至死亡。预防低血糖需注意：①注射胰岛素后 30 分钟内禁食；②定时、定量进食；③在进行体力活动前吃一些富含碳水化合物的食物；④不要饮酒过多；⑤如出现低血糖症状，意识清醒的患者应尽快口服含糖饮料，如橙汁、糖水、可乐等，或吃一些糖果、点心，意识不清的患者应立即送医院治疗。

6. 糖尿病足的防治

糖尿病足是中晚期糖尿病的常见并发症，也是糖尿病致残的主要原因之一。其症状是下肢疼痛，皮肤溃疡，间歇性跛行和足部坏疽。糖尿病史在 5 年以上者必须提高警惕"高危足"。具体防治措施如下：

（1）减轻足部压力，使用治疗性鞋袜，穿合体鞋，不穿高跟鞋，鞋袜要舒适透气。

（2）正确修剪趾甲，经常检查足部有无外伤与破损。

（3）正确处理足部伤口，对于小伤口应先用消毒剂（如酒精）彻底清洁后再用无菌纱布覆盖，若伤口 2~3 天仍未愈合应尽早就医。

（4）避免使用碘酒等强烈刺激性的消毒剂和甲紫等深色消毒剂。

（5）不用刀削足部鸡眼，不使用鸡眼膏等腐蚀性药物，以免出现皮肤溃疡。

（6）冬季注意足部保暖。平时可进行患肢伸直抬高运动、踝关节屈伸活动、足趾背屈和跖屈活动等，但禁忌长时间行走或跑步。

五、康复教育

康复教育是老年糖尿病康复护理的一个重要组成部分，护理员应根据老年人的具体情况制订糖尿病健康教育计划，通过采用举办专题讲座或看专题录像、发放宣传资料、召开病友联谊会或电话随访等多种形式，有针对性地开展健康教育，同时强调患者自身在防治糖尿病中所起的关键作用。

1. 疾病知识宣教

让老年人及其家属了解糖尿病的基本知识和并发症的危害，使他们以积极的心态配合康复治疗的实施。同时，要宣传饮食控制和运动治疗的目的及重要性。

2. 饮食指导

告知老年人及其家属糖尿病的饮食原则和基本方法，如各类食品的营养价值、热量计算方法、三餐热量分配比例、食谱编制等。

3. 自我监测指导

自我监测包括疾病的监测，如教会老年人如何自我观察和记录病情，包括每天饮食、精神状态、体力活动、胰岛素注射量及尿酮的检查结果等；血糖及尿糖检测，如向老年人推荐简单、方便、准确的血糖检测仪，教会其检测血糖、尿糖的方法。

4. 用药指导

向老年人介绍口服降糖药和胰岛素的种类，胰岛素自我注射的方法，使用后可能出现的并发症和不良反应，以及应急处理方法等。

5. 预防并发症

向老年人介绍如何进行皮肤护理及足部护理，如何处理各种应急情况，嘱咐老年人随身携带急救卡，遇到感冒、发热等情况不要停止注射胰岛素，必要时应适当增加剂量，以防止发生酮症酸中毒。

6. 个人行为干预

鼓励老年人进行合理的运动，指导其保持个人卫生。老年人应注意保持全身和局部清洁，勤换衣裤；了解精神因素和不良生活习惯对自身的影响，戒烟、限酒。

本章思考题

1. 阿尔茨海默病患者有哪些发病阶段？不同阶段的患者各有什么表现？

2. 针对阿尔茨海默病患者有哪些康复护理措施？

3. 针对慢性阻塞性肺疾病患者有哪些康复护理措施？

4. 高血压患者的康复教育有哪些内容？

5. 老年糖尿病的饮食疗法有哪些内容？

参 考 文 献

［1］周国庆，朱秉．物理因子治疗技术实训指导与学习指导［M］．北京：人民卫生出版社，2014．

［2］吴军，张维杰．物理因子治疗技术［M］．第2版．北京：人民卫生出版社，2014．

［3］张维杰，彭怀晴，蓝巍．物理因子治疗技术［M］．北京：华中科技大学出版社，2012．

［4］何成奇．物理因子治疗技术［M］．北京：人民卫生出版社，2010．

［5］高莉萍，邱波．传统康复治疗学［M］．上海：复旦大学出版社，2009．

［6］黄岩松．中医康复保健［M］．天津：天津大学出版社，2009．

［7］邵湘宁．推拿学［M］．第2版．北京：人民卫生出版社，2010．

［8］范秀英，许智，黄岩松．中医康复技术［M］．武汉：华中科技大学出版社，2014．

［9］恽晓平．康复疗法评定学［M］．北京：华夏出版社，2005．

［10］王玉龙，张秀花．康复评定技术［M］．第2版．北京：人民卫生出版社，2014．

［11］王叙德．康复护理技术［M］．南京：东南大学出版社，2015．

［12］周更苏，李福胜，狄树亭．康复护理技术［M］．武汉：华中科技大学出版社，2010．

［13］臧少敏，陈刚．老年健康照护技术［M］．北京：北京大学出版社，2013．

［14］侯晓霞．老年常见病的预防与照护［M］．北京：北京大学出版社，2013．

［15］陈锦秀．康复护理学［M］．第2版．北京：人民卫生出版社，2016．

［16］朴顺子，尚少梅．老年人实用护理技能手册［M］．北京：北京大学医学出版社，2011．

［17］熊恩富．康复医学基础：健康与康复新概念［M］．北京：人民军医出版社，2010．

［18］宋继兰，王艳，高裕慧．实用康复护理［M］．北京：军事医学科学出版社，2010．

［19］张玲芝．康复护理学基础［M］．北京：人民卫生出版社，2014．

［20］蔡文智，马金．康复护理学［M］．北京：人民军医出版社，2012．

［21］陈长香，余昌妹．老年护理学［M］．第2版．北京：清华大学出版社，2013．

［22］邹继华．老年护理［M］．第2版．北京：高等教育出版社，2009．

［23］肖晓鸿．康复工程技术［M］．北京：人民卫生出版社，2014．

［24］赵曦光，杜玉奎．疗养康复护理学［M］．北京：人民军医出版社，1999．

［25］黄永禧，王宁华，周谋望．康复护理学［M］．北京：北京大学医学出版社，2003．

［26］邢爱红．康复护理学［M］．北京：人民军医出版社，2007．

［27］郭学军，周梅．康复护理学［M］．郑州：郑州大学出版社，2008．

［28］王海霞．老年护理学［M］．上海：同济大学出版社，2008．

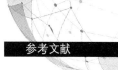

［29］姜贵云. 康复护理学［M］. 北京：中国医药科技出版社，2016.

［30］陈冀英. 老年人康复护理［M］. 北京：北京师范大学出版集团，2015.

［31］郑彩娥，李秀云. 实用康复护理学［M］. 第2版. 北京：人民卫生出版社，2012.

［32］章稼，王晓臣. 运动治疗技术［M］. 第2版. 北京：人民卫生出版社，2014.

［33］杨毅. 康复护理［M］. 武汉：湖北科学技术出版社，2014.